W0263970

Hartmut Göbel (Hrsg.)

ICD-10 – Richtlinien für die Klassifikation und Diagnostik von Kopfschmerzen

Springer

*Berlin
Heidelberg
New York
Barcelona
Hongkong
London
Mailand
Paris
Singapur
Tokio*

Hartmut Göbel (Hrsg.)

ICD-10 – Richtlinien für die Klassifikation und Diagnostik von Kopfschmerzen

Klassifikation, Diagnostik und Bewertung
von Kopfschmerzen
in Übereinstimmung mit der 10. Revision
der Internationalen Klassifikation
von Erkrankungen (ICD-10)
und ihrer Adaptation für die Neurologie

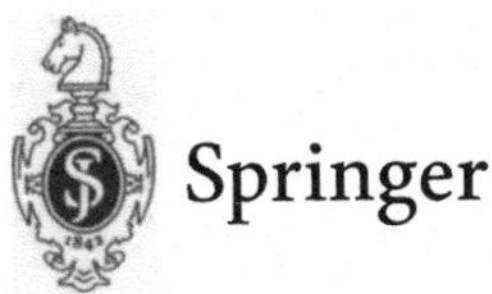 Springer

Korrespondenzadresse:
Professor Dr. Hartmut Göbel
Direktor der Neurologisch-verhaltensmedizinischen Schmerzklinik Kiel
in Kooperation mit der Universität Kiel
Heikendorfer Weg 9-27
24149 Kiel
Telefon 0431-20099-65
Telefax 0431-20099-35
Email: h.gobel@neurologie.uni-kiel.de

Korrespondenzadresse
für die Internationale
Kopfschmerzgesellschaft (IHS):
Professor Jes Olesen
University of Copenhagen
Chairman, Department of Neurology
Glostrup Hospital
DK-2600 Glostrup
Copenhagen, Denmark

Korrespondenzadresse
für die Weltgesundheits-
organisation (WHO):
Dr. Leonid Prilipko
Unit of Neurosciences
Division of Mental Health and
Prevention of Substance Abuse
World Health Organization
20, Avenue Appia
CH-1211 Geneva 27, Switzerland

Die Deutsche Bibliothek – CIP-Einheitsaufnahme

ICD-10 : Richtlinien für die Klassifikation und Diagnostik von Kopfschmerzen / Hrsg.: Hartmut Göbel. – Berlin ; Heidelberg ; New York ; Barcelona ; Hongkong ; London ; Mailand ; Paris ; Singapur ; Tokio : Springer, 1999
   ISBN 3-540-65242-6

ISBN-13: 978-3-540-65242-7 e-ISBN-13: 978-3-642-60053-1
DOI: 10.1007/978-3-642-60053-1

Herstellung: PRO EDIT GmbH, D-69126 Heidelberg
Umschlaggestaltung: de'blik Berlin
Satzherstellung: Hagedorn Kommunikation, D-68519 Viernheim
Druck: Saladruck GmbH, D-10997 Berlin

SPIN: 10688567   22/3133-5 4 3 2 1 0

Vorwort

In Deutschland geben nach neuen epidemiologischen Studien rund 54 Mio. Menschen an, daß Kopfschmerzen für sie immer wieder oder andauernd ein Gesundheitsproblem darstellen. 2,4 Mio. Menschen in Deutschland leiden täglich seit Jahren oder gar seit Jahrzehnten an Kopfschmerzen. Rund 3,7 Mrd. Schmerzmitteleinzeldosen werden jährlich in Deutschland eingenommen. Etwa 80 % dieser Schmerzkiller werden wegen Kopfschmerzen konsumiert. Kopfschmerzen sind Alltagsprobleme in der Bevölkerung. Trotzdem waren Kopfschmerzen in der Vergangenheit ein weitgehend vergessenes Thema. Die Aufmerksamkeit der medizinischen Wissenschaft für die Erforschung der Kopfschmerzursachen und die Entwicklung neuer Therapiemethoden war niedrig. Die primären Kopfschmerzerkrankungen Migräne und Kopfschmerz vom Spannungstyp wurden in der praktischen Therapie oft nicht ernst genommen, da einheitliche diagnostische Kriterien fehlten. Wissen zur Kopfschmerztherapie wurde nur nachrangig vermittelt; die praktische Kopfschmerztherapie konnte in der Aus-, Weiter- und Fortbildung nur am Rande erlernt werden.

Erfreulicherweise gab es in den vergangenen Jahren einen rapiden Anstieg im Verständnis der Entstehung von Kopfschmerzen und große Fortschritte in der Entwicklung neuer Therapieverfahren. Eine wesentliche Voraussetzung für diese Entwicklungen war die Einführung der Klassifikation von Kopfschmerzen der Internationalen Kopfschmerzgesellschaft im Jahre 1988. Diese Klassifikation der Internationalen Kopfschmerzgesellschaft funktioniert mittlerweile weltweit hervorragend und erfreut sich einer breiten Akzeptanz. Sie war die Voraussetzung für eine globale einheitliche Sprache in der Erforschung von Kopfschmerzen. Erst dadurch konnten die Fortschritte in dem Verständnis der Pathophysiologie und der Therapie von Kopfschmerzen in den letzten Jahren erzielt werden. Die Nutzung dieses internationalen einheitlichen Klassifikationssystems für Kopfschmerzen ist Voraussetzung dafür, daß man Schritt halten kann mit den internationalen Bemühungen in der Schaffung neuer Therapieoptionen.

Die Therapie von Kopfschmerzen betrifft nahezu alle Bereiche der Medizin. Die nationalen und internationalen Gesundheitsbehörden haben die Bedeutung von Kopfschmerzen für das Gesundheitswesen erkannt und haben Initiativen ergriffen. Gerade bei beschränkten finanziellen Ressourcen ist es von größter Bedeutung, daß die medizinische Wissenschaft sich auf weitverbreitete Alltagserkrankungen konzentriert und für die Behandlung dieser Leiden wirkungsvolle Diagnose- und Therapieverfahren zur Verfügung stellt.

Die Weltgesundheitsorganisation hat der Bedeutung von Kopfschmerzerkrankungen durch die Herausgabe eines eigenständigen diagnostischen Manuals

Rechnung getragen. Die Kenntnis dieses Textes ist Grundlage für eine zeitgemäße und international standardisierte Therapie von Kopfschmerzerkrankungen. Mein besonderer Dank gilt Professor Jes Olesen, Universität Kopenhagen, mit dem ich zusammen die internationale englische Version im Auftrag der Weltgesundheitsorganisation vorbereiten durfte. Besonders danke ich auch der Weltgesundheitsorganisation für die ausgezeichnete Kooperation bei der Herausgabe des hier vorliegenden Textes in deutscher Sprache.

Schmerzklinik Kiel, Februar 1999   Professor Dr. Hartmut Göbel

Vorwort der englischen Ausgabe
(deutsche Übersetzung)

Kopfschmerzen stellen das häufigste Problem dar, mit dem der praktizierende Neurologe konfrontiert wird. Die Lebenszeitprävalenz der Migräne beträgt ca. 16 %, die des chronischen Kopfschmerzes vom Spannungstyp, definiert als Kopfschmerzen an mehr als jedem zweiten Tag, liegt bei 3 %. Die sozioökonomischen Kosten dieser Erkrankungen sind immens und werden unter den neurologischen Erkrankungen nur vom Schlaganfall und der Demenz übertroffen. In der Vergangenheit waren Kopfschmerzerkrankungen schlecht definiert und die Diagnosen unterschieden sich deutlich von Land zu Land. Zusätzlich war das pathophysiologische Verständnis dieser Erkrankungen unzureichend. Glücklicherweise hat sich unser Verständnis der grundlegenden Mechanismen der Kopfschmerzerkrankungen in den letzten Jahren dramatisch gesteigert. Parallel hierzu wurde eine neue Kopfschmerzklassifikation mit operationalisierten diagnostischen Kriterien entwickelt und 1988 von der Internationalen Kopfschmerzgesellschaft (IHS) veröffentlicht.

Die 10. Revision der ICD enthielt bereits eine vereinfachte Form der IHS-Klassifikation, und weitere zusätzliche Details wurden in die neurologische Adaptation der ICD-10 (ICD-NA, 2. Auflage) aufgenommen. Die gesamten diagnostischen Kopfschmerzkriterien der IHS-Klassifikation zu übernehmen, hätte jedoch den Rahmen sowohl der ICD-10 als auch der ICD-NA gesprengt. Gerade diese Kriterien sind jedoch erforderlich, um zu gewährleisten, daß Ärzte in unterschiedlichen Ländern Kopfschmerzen in gleicher Weise diagnostizieren. Die WHO entschied sich daher, in diesem Buch sowohl die internationale Klassifikation von Kopfschmerzen als auch die diagnostischen Kriterien der IHS zusammenzufassen.

Die IHS-Klassifikation wurde bislang in mehr als 12 Sprachen übersetzt und gilt als international anerkannt. Sie wurde in der Mehrzahl aller Medikamentenstudien seit 1988 genutzt und muß als unverzichtbar im klinischen Alltag wie in der Erforschung von Kopfschmerzen angesehen werden. Es bleibt zu hoffen, daß das vorliegende Buch die Verbreitung und Anerkennung der Kopfschmerzklassifikation noch steigern wird.

<table>
<tr><td>Prof. Jes Olesen</td><td>Prof. Hartmut Göbel</td></tr>
<tr><td>Kopenhagen/Dänemark</td><td>Kiel/Deutschland</td></tr>
</table>

Inhaltsverzeichnis

Einführung

Das Kopfschmerzklassifikationskommitee der IHS nahm seine Arbeit 1985 auf, und im darauf folgenden Jahr kam es zum ersten Kontakt mit der für die neurologischen Kapitel der ICD-10 verantwortlichen Arbeitsgruppe. Bruce S. Schönberg war dabei sowohl bei der Arbeit der WHO als auch der IHS beteiligt. Durch ihn konnten die neuen Ideen der IHS-Kopfschmerz-Klassifikation in die ICD-10 übertragen werden. Allerdings konnte die ICD-10 nicht alle Details für Kopfschmerzerkrankungen übernehmen, da nur 2 Kategorien auf der Ebene der 3. Ziffer zur Verfügung standen: eine für die Migräne und eine für alle weiteren Kopfschmerzerkrankungen. Die neurologische Adaptation der ICD-10 wurde entwickelt, um detailliertere Diagnosen aus dem Gebiet der Neurologie aufzunehmen. Hierzu gehören auch die Kopfschmerzerkrankungen. Die ICD-NA entstand in enger Zusammenarbeit mit dem IHS-Klassifikationskomitee, sie konnte jedoch aufgrund formaler Beschränkungen die IHS-Klassifikation nicht direkt übernehmen.

Probleme können auftreten, wenn die Klassifikation von Kopfschmerzerkrankungen mit dem wissenschaftlichen Fortschritt nicht Schritt hält. Die IHS-Klassifikation war eine bedeutsame Errungenschaft, die eine Flut von Forschungsarbeiten zur Epidemiologie und Pathophysiologie zur Folge hatte. Der Wissenszuwachs auf dem Gebiet der Kopfschmerzen schreitet stärker voran als bei fast allen anderen neurologischen Erkrankungen. So ist bereits heute eine Revision der IHS-Klassifikation erforderlich. Für das Jahr 1999, das heißt 11 Jahre nach der 1. Ausgabe, ist die Veröffentlichung einer überarbeiteten 2. Version geplant.

Der zur Zeit zwischen den beiden existierenden Klassifikationen bestehende Austausch kann in der ersten Zeit nach der Veröffentlichung der 2. Ausgabe der IHS-Klassifikation eventuell erschwert sein. Es wird jedoch in der ICD-10 Raum für zusätzliche Untergruppierungen im Bereich der 4. Kodierungsstelle geben. Selbst Unterteilungen jenseits der Ebene der 4. Stelle sind entsprechend dem wissenschaftlichen Fortschritt in Zukunft denkbar. Das gleiche gilt für die diagnostischen Kriterien, die im vorliegenden Buch aufgeführt sind. Wenn Wissenschaft und Praxis es verlangen, wird auch eine 2. Ausgabe der vorliegenden ICD-10-Leitlinien für Kopfschmerzen erstellt werden.

Die IHS-Klassifikation kommentiert sämtliche diagnostischen Kopfschmerzkategorien. Diese Kommentare wurden in den ICD-10-Leitlinien für Kopfschmerzen nicht wiederholt, doch wird jedem Leser empfohlen, die IHS-Klassifikation in diesem Punkt zu konsultieren. Einige Aspekte sollen betont werden. Bei einem Patienten können verschiedene Unterformen der Migräne zusammen auftreten.

Kopfschmerzen vom Spannungstyp und Clusterkopfschmerzen dagegen schließen sich aus, und Patienten können jeweils nur eine der beiden Diagnosen haben. Ein Überlappen von Kopfschmerzen vom Spannungstyp und Migräne ist häufig, jedoch ist in der Regel eine Unterscheidung möglich, welcher Kopfschmerztyp in einer einzelnen Kopfschmerzepisode vorliegt. Die IHS-Klassifikation und die ICD-NA (2. Auflage) stimmen in der Notwendigkeit einer multiplen Kodierung überein. So kann ein Patient leicht 2 oder 3 verschiedene Kopfschmerzdiagnosen in Kombination mit 1 oder 2 ätiologischen Diagnosen aufweisen. Es ist wichtig, darauf hinzuweisen, daß der Begriff eines Kombinationskopfschmerzes aufgegeben wurde. Patienten sollten in diesen Fällen mindesten zwei unterschiedliche Diagnosen erhalten, zum Beispiel Migräne und Kopfschmerz vom Spannungstyp. Der Begriff Kopfschmerz vom Spannungstyp ist neu und wurde geschaffen, um deutlich zu machen, daß die Pathophysiologie dieser Erkrankung unbekannt ist und diese Kopfschmerzerkrankung nicht unbedingt mit einer Muskelanspannung einhergeht. Die neuen Begriffe Migräne mit und ohne Aura wurden geschaffen, um die Konfusion um die alten Begriffe, wie klassische Migräne, einfache Migräne, hemiplegische Migräne, Migräne accompagnée, zu beenden.

Multiple Kodierung

Die ICD-10 und die ICD-NA erlauben den Gebrauch zusätzlicher Kodierungen in allen Fällen, in denen verschiedene Aspekte einer Erkrankung ausführlicher beschrieben werden müssen. So wurden Vorkehrungen für die Bezeichnung neurologischer Manifestationen allgemeiner Erkrankungen oder Zustände getroffen. Solche Manifestationen werden durch einen *-Code markiert und haben einen entsprechenden †-Code, der auf die Ätiologie hinweist. So hat zum Beispiel die postzosterische Trigeminusneuralgie einen *-Code (G 53.0*) im Nervensystemkapitel und einen †-Code (B 02.2+) im Kapitel über infektiöse und parasitäre Erkrankungen. Um die Kodierung zu vereinfachen, bestehen sowohl beim *-Code als auch beim †-Code Querverweise zueinander. Prinzipiell dient der †-Code der primären Kodierung (und einzig der Kodierung eines Todesfalles), während der *-Code zusätzlich benutzt werden kann. Manifestationscode und ätiologischer Code können auch dann benutzt werden, wenn kein †-Code in Zusammenhang mit der betreffenden Ätiologie in der Liste der Kategorien aufgeführt ist (s. Teil II, zusätzliche Kategorien). Voraussetzung ist, daß die Manifestation zweifelsfrei eine Folge der betreffenden Ätiologie ist. Selbst wenn *-Code und †-Code nicht anwendbar sind, wird der Gebrauch zusätzlicher Codes (multiples Kodieren) in all den Fällen unterstützt, in denen verschiedene Aspekte einer Erkrankung detailliert beschrieben werden müssen. Zur Zeit bestehen keine expliziten Regeln für das multiple Kodieren, wenn man vom Gebrauch des †-Code und des *-Codes absieht. Die ICD-NA empfiehlt, daß bei einem Patienten multiple Kodierungen in der folgenden Reihenfolge benutzt werden sollten:
Ätiologie – Manifestation – andere wichtige Kodierungen.
Dies soll am Beispiel des Kopfschmerzes in Zusammenhang mit einem nichtrupturierten kongenitalen zerebralen Aneurysma erläutert werden: Code Q 28.3 bezeichnet die Ätiologie (nichtrupturiertes kongenitales zerebrales Aneurysma),

und Code G 44.81 (Kopfschmerz in Verbindung mit zerebrovaskulären Erkrankungen) beschreibt den Zustand. In den folgenden Teilen dieses Buches wurde Wert darauf gelegt, in jedem Einzelfall auf relevante ICD-Codes zu verweisen, so daß die unterschiedlichen Kopfschmerzformen und -ursachen zutreffend klassifiziert werden. Teil II enthält eine Liste all der Erkrankungen, die häufig mit Kopfschmerzen assoziiert sind.

Die IHS-Klassifikation enthält die Möglichkeit, eine 4. Kodierungsziffer einzufügen, um den Kopfschmerztyp, der mit einer bestimmten Erkrankung (symptomatische Kopfschmerzen) verbunden ist, zu beschreiben. In der ICD müssen Kopfschmerzen, die mit einer bestimmten Erkrankung verbunden sind, durch den Gebrauch von 2 (zum Teil auch von 3 Codes) spezifiziert werden. In der Regel geschieht dies mit einem Code für die zugrundeliegende Ätiologie und einem weiteren Code für die Manifestation. Teil III dieses Buches enthält eine Konversionstabelle zwischen der Klassifikation der IHS und der ICD-10. Die Einführung in Teil III beschreibt in Übereinstimmung mit der IHS-Klassifikation die Kopfschmerztypen, die allein durch die Kopfschmerzcharakteristika unterschieden werden können.

Dieses Buch enthält 2 Anhänge. Im Anhang 1 werden Informationen über Kopfschmerzbeurteilungsinstrumente, insbesondere über Kopfschmerzfragebögen und -tagebücher gegeben. Anhang 2 verweist auf weiterführende Literatur, die für den Interessierten Hintergrundinformationen bieten.

Literatur

1 The International Statistical Classification of Diseases and Related Health Problems. 10th Revision. Vol. 1. Tabular list. Vol. 2. Instruction manual. Vol. 3. Index. World Health Organization, Geneva, 1992–1994
2 Application of the International Classification of Diseases to Neurology, 2nd edn. World Health Organization, Geneva, 1997

Migräne und andere Kopfschmerzerkrankungen

Teil I a

Überblick über die Abschnitte der ICD-NA, 2. Auflage, Klassifikation der Migräne, anderer Kopfschmerzerkrankungen und Hirnnervenneuralgien

G 43   Migräne

G 43.0   Migräne ohne Aura [einfache Migräne]

G 43.1   Migräne mit Aura [klassische Migräne]

     G 43.10 Migräne mit typischer Aura
     G 43.11 Migräne mit prolongierter Aura
     G 43.12 Migräne mit akutem Aurabeginn
         6. Stelle dient der Spezifizierung der neurologischen Symptome:
         G 43.1x0 Hemianopsie oder andere visuelle Migräneauren
         G 43.1x1 Hemisensorische Migräneauren
         G 43.1x2 Migräne mit Aphasie
         G 43.1x3 Basilarismigräne
         G 43.1x4 Migräneaura ohne Kopfschmerzen
         G 43.1x5 Familiäre hemiplegische Migräne
         G 43.1x7 mehrere verschiedene Migräneauren
         G 43.1x8 Sonstige Migräneaura

G 43.2   Status migraenosus

G 43.3   Migränekomplikation
        Migränöser Infarkt

G 43.8   Sonstige Migräneformen

     G 43.80 Ophthalmoplegische Migräne
     G 43.81 Retinale (monokulare) Migräne
     G 43.82 Periodische Syndrome in der Kindheit als mögliche
         Vorläufer oder Begleiterscheinungen einer Migräne
         G 43.820 Abdominelle Migräne
         G 43.821 Benigne paroxysmale Schwindel in der Kindheit
         G 43.822 Alternierende Hemiplegie in der Kindheit
    G 43.83 Atypische Migräne

G 44 Sonstige Kopfschmerzsyndrome

G 44.0 Clusterkopfschmerz

G 44.00 Clusterkopfschmerz mit noch nicht abschätzbarem Verlauf

G 44.01 Episodischer Clusterkopfschmerz

G 44.02 Chronischer Clusterkopfschmerz

G 44.020 Chronischer Clusterkopfschmerz von Beginn an ohne Remissionen

G 44.021 Chronischer Clusterkopfschmerz nach primär episodischem Verlauf

G 44.03 Chronische paroxysmale Hemikranie

G 44.08 Anderer oder atypischer Clusterkopfschmerz

G 44.1 Kopfschmerz bei Gefäßstörungen andernorts nicht klassifiziert

G 44.2 Kopfschmerz vom Spannungstyp

G 44.20 Episodischer Kopfschmerz vom Spannungstyp mit erhöhter Schmerzempfindlichkeit perikranialer Muskeln

G 44.21 Episodischer Kopfschmerz vom Spannungstyp ohne erhöhte Schmerzempfindlichkeit perikranialer Muskeln

G 44.20 Chronischer Kopfschmerz vom Spannungstyp mit erhöhter Schmerzempfindlichkeit perikranialer Muskeln

G 44.21 Chronischer Kopfschmerz vom Spannungstyp ohne erhöhte Schmerzempfindlichkeit perikranialer Muskeln

G 44.28 Sonstiger Kopfschmerz vom Spannungstyp
Atypischer Kopfschmerz vom Spannungstyp

G 44.3 Chronischer posttraumatischer Kopfschmerz

G 44.30 Chronischer posttraumatischer Kopfschmerz bei belangvollem Schädeltrauma und/oder entsprechenden Befunden (S 06)

G 44.31 Chronischer posttraumatischer Kopfschmerz bei geringfügigem Schädeltrauma ohne belangvolle Befunde (S 09.9)

G 44.4 Kopfschmerz bei Substanzgebrauch, andernorts nicht klassifiziert

G 44.40 Kopfschmerz bei akuter Substanzwirkung

G 44.400 Nitrat- oder Nitrit-Kopfschmerz (X 44)

G 44.401 Natriumglutamat-Kopfschmerz (X 44)
Chinarestaurant-Syndrom

G 44.402 Kohlenmonoxid-Kopfschmerz (X 47)

G 44.408 Kopfschmerz bei sonstigen Substanzen. Falls gewünscht, Angabe der Substanz mit zusätzlichem Code

G 44.41 Kopfschmerz bei chronischer Substanzwirkung

G 44.410 Analgetika-Kopfschmerz (F 55.2)

G 44.411 Ergotamin-Kopfschmerz (Y 52.5)

G 44.412 Ergotamin-Entzugs-Kopfschmerz (Y 52.5)

G 44.418 Kopfschmerz bei sonstigen Substanzen. Falls gewünscht,
Angabe der Substanz mit zusätzlichem Code,
z. B. Östrogenhaltige Kontrazeptiva (Y 42.4), Exposition
von toxischen Substanzen in der Landwirtschaft (Z 57.4)
oder in anderen Industriezweigen (Z 57.5) mit
zusätzlichem Code für die Substanz (T 51-T 65)

G 44.8   Sonstige näher bezeichnete Kopfschmerzsyndrome

G 44.80 Sonstige Kopfschmerzen ohne begleitende strukturelle Läsion
G 44.800 Idiopathischer stechender Kopfschmerz
– Cephalgia fugax
– Eispickelkopfschmerz
G 44.801 Kopfschmerz durch äußeren Druck
G 44.802 Kältebedingter Kopfschmerz
G 44.8020 Äußere Kälteexposition
G 44.8021 Einnahme eines Kältestimulans
G 44.803 Benigner Hustenkopfschmerz
G 44.804 Benigner Kopfschmerz durch körperliche Anstrengung
G 44.805 Kopfschmerz bei sexueller Aktivität
– Orgasmuskopfschmerz
G 44.8050 Dumpfer Schmerztyp
G 44.8051 Explosiver Schmerztyp
G 44.8052 Haltungsabhängiger Schmerztyp
G 44.806 Idiopathische Karotidynie
G 44.81 Kopfschmerz bei Gefäßstörungen
G 44.810 Kopfschmerz in Verbindung mit zerebrovaskulären
Erkrankungen, z. B.:
– Hirninfarkt durch
– Thrombose der Hirnvenen, nicht eitrig (I 63.6)
– Embolie intrakranieller Arterien (I 63.4)
– Embolie der extrakraniellen hirnversorgenden
Arterien (I 63.1)
– Thrombose intrakranieller Arterien (I 63.3)
– Thrombose der extrakraniellen hirnversorgenden
Arterien (I 63.0)
– Schlaganfall, nicht als Blutung oder Infarkt bezeichnet
(I 64)
– Zerebrale transitorische ischämische Attacke (G 45)
– Zerebrale Gefäßsyndrome bei zerebrovaskulären
Krankheiten (G 45, G 46)
– Thalamusschmerz (G 46.21)
– Hämorrhagie (Hämatom)
intrazerebral
nichttraumatisch (I 61.-)
traumatisch, fokal (S 06.3)
intrakraniell

       extradural (epidural)
         nichttraumatisch (I 62.1)
         traumatisch (S 06.4)
       subarachnoidal
         nichttraumatisch (I 60)
         traumatisch (S 06.6)
       subdural
         nichttraumatisch (I 62.0)
         traumatisch (S 06.5)
      – Dissektion intrakranieller Arterien,
        nicht rupturiert (I 67.0)
      – A.-carotis- oder A.-vertebralis-Schmerz
        (I 63.0, I 63.2, I 65.0, I 65.2, I 67.0)

G 44.811 Kopfschmerz bei angeborenen Fehlbildungen des Gefäßsystems, z. B.:
      – Arteriovenöse Fehlbildung der Hirngefäße,
        nicht rupturiert (Q 28.2)
      – Hirngefäßaneurysma, nicht rupturiert (Q 28.3)

G 44.812 Kopfschmerz bei Arteritis, z. B.:
      – Zerebrale Arteritis (I 67.7)
        bei infektiösen und parasitären Krankheiten (I 68.1*)
        bei sonstigen andernorts klassifizierten Krankheiten
        (I 68.2*), z. B. Sarkoidose (D 86.8+)
      – Riesenzellarteritis (M 31.6)
        mit Polymyalgia rheumatica (M 31.5)

G 44.813 Kopfschmerz bei arteriellem Hochdruck, z. B.:
      – Essentielle Hypertonie (I 10)
      – Sekundäre Hypertonie (I 15.-)
        bei Phäochromozytom
        maligne (C 74.1)
        benigne (D 35.0)
      – Eklampsie (O 15)
      – Präeklampsie (O 14)
        mild (O 13)

G 44.814 Kopfschmerz nach Endarteriektomie (I 97.8)

G 44.818 Kopfschmerz bei sonstigen Gefäßerstörungen,
        zusätzlicher Code zur Spezifizierung

G 44.82 Kopfschmerz bei nichtvaskulären intrakraniellen Störungen

G 44.820 Kopfschmerz bei Liquordruckveränderungen, z. B.:
      – Gutartige intrakranielle Drucksteigerung (G 93.2)
      – Hydrozephalus (G 91.8)
      – Austritt von Liquor cerebrospinalis nach
        Lumbalpunktion (G 97.0)
      – Posttraumatischer Hydrozephalus (G 91.3)
      – Austritt von Liquor cerebrospinalis (G 96.0)

G 44.821 Kopfschmerz bei intrakranieller Infektion, z. B.:
      – Hirnabszeß (G 06.0)

- Enzephalitis (G 04.9)
- Meningitis (G 03.9)
- Extraduraler und subduraler Abszeß (G 06.2)

G 44.822 Kopfschmerz bei intrakraniellem Neoplasma (C 00-D48)

G 44.823 Kopfschmerz bei intrakranieller Sarkoidose (D 86.8)

G 44.824 Kopfschmerzen nach Eingriffen in das ZNS, z. B.:
- Intrathekale Injektion (G 97.8)
  direkter toxischer Effekt der Substanz (T 80.8)
  bedingt durch aseptische, chemische Meningitis
  (G 03.8)

G 44.828 Kopfschmerz bei sonstigen intrakraniellen Störungen; zusätzlicher Code zur Spezifizierung

G 44.83 Kopfschmerz durch psychotrope Substanzen
Zusätzlicher Code zur Spezifizierung der Substanz (F 10-F 19) und der damit verbundenen Bedingung (F lx.0-F 1x.9), z. B.:
- Akute Intoxikation (Flx.0)
  Alkohol (F 10.0)
  sonstige psychotrope Substanzen (F 19.0)
- Schädlicher Gebrauch (F lx.1)
- Abhängigkeitssyndrom (F lx.2)
- Entzugssyndrom (F 1x.3 oder F 1x.4)
  Alkohol (F 10.3)
  Koffein (F 15.3)
  Sedativa oder Hypnotika (F 13.3)
  Sonstige psychotrope Substanzen (F 19.3)

G 44.84 Kopfschmerz oder Gesichtsschmerz bei Krankheit des Schädels sowie im Bereich von Hals, Augen, Ohren, Nase, Nebenhöhlen, Zähnen, Mund oder anderen Gesichts- oder Kopfstrukturen

G 44.840 Kopfschmerz bei Krankheit des Schädelknochens, z. B.:
- Plasmozytom [multiples Myelom] (C 90.0)
- Osteomyelitis (M 86.8)
- Osteodystrophia deformans [Morbus Paget] (M 88.0)

G 44.841 Kopfschmerz bei biomechanischen Funktionsstörungen der Halswirbelsäule (M 99.xl plus zusätzlichem Code zur Bestimmung der Lokalisation, s. auch Teil II)

G 44.842 Kopfschmerz bei retropharyngealer Tendinitis (M 79.8)

G 44.843 Kopfschmerz bei Krankheiten des Auges, z. B.:
- Glaukom (H 40)
- Refraktionsfehler (H 52), z. B.:
  Astigmatismus (H 52.2)
  Hypermetropie (H 52.0)
  Presbyopie (H 52.4)
  fehlerhafte Sehhilfe (H 52.7)
- Heterophorie (H 50.5)
- Heterotropie (H 50.4)
  intermittierend (H 50.3)

G 44.844 Kopfschmerz bei Krankheit des Ohres oder des
Mastoids (H 60–H95)
G 44.845 Kopfschmerz bei Krankheiten des Atmungsystems z. B.:
– Akute Sinusitis (J 01 plus 4. Stelle zur Bestimmung
der Lokalisation, s. auch Teil II)
– Sonstige Krankheiten der Nase oder Nasen-
nebenhöhlen (J 34)
G 44.846 Kopfschmerz bei Krankheiten der Mundhöhle, der
Speicheldrüsen und der Kiefer (K 00-K 14), z. B.:
– Parodontitis (K 05.3)
akut (K 05.2)
– Krankheiten des Kiefergelenks (K 07.6)
G 44.847 Kopfschmerz bei Hirnnervenneuralgie
– Trigeminusneuralgie
idiopathisch (G 50.0)
bei Krankheit des N. trigeminus, nicht näher
bezeichnet (C 50.09)
bei sonstigen andernorts klassifizierten Krankheiten
(G 53.800*)
postzosterisch (B 02.2+, G53.0*)
– Anaesthesia dolorosa (G 50.09 or G53.800*)
– Atypischer Gesichtsschmerz (G 50.1)
– Glossopharyngeusneuralgie
idiopathisch (G 52.10)
bei sonstigen andernorts klassifizierten Krankheiten
(G 53.830*)
postzosterisch (B 02.2+, G53.0*)
– Nervus-intermedius-Neuralgie
idiopathisch (G 51.80)
bei sonstigen andernorts klassifizierten Krankheiten
(G 53.810*)
– Okzipitalisneuralgie (G 52.80)
– Nervus-laryngeus-superior-Neuralgie (G 52.20)
G 44.848 Anhaltende Schmerzen bei Krankheit eines Hirnnervs
oder einer Nervenwurzel
– Neuritis optica (H 46)
– Diabetische Neuritis des N. oculomotorius (E 10-F 14
plus G 53.88*)
– Kompression oder Distorsion eines Hirnnervs (G 53*)
– Kompression einer zervikalen Nervenwurzel, z. B.:
2. Zervikalwurzel (G 55.x02)
3. Zervikalwurzel (G 55.x03)
– nach medizinischen Maßnahmen (G 97.8)
G 44.85 Sonstige näher bezeichnete Syndrome mit Gesichts- oder
Augenschmerzen
G 44.850 Tolosa-Hunt-Syndrom
G 44.851 Nacken-Zungen-Syndrom

G 44.88 Kopfschmerz bei sonstigen näher bezeichneten Krankheiten
– Kopfschmerz bei Allergien, andernorts nicht klassifiziert
G 44.880 Akuter posttraumatischer Kopfschmerz bei
– belangvollem Schädeltrauma und/oder ent-
sprechenden Befunden (S 06)
– geringfügigem Schädeltrauma ohne belangvolle
Befunden (S 09.9)
G 44.881 Kopfschmerz bei einer primär nicht den Kopfbereich
betreffenden Infektion (A 00-B 97)
G 44.882 Kopfschmerz bei Stoffwechselstörung, z. B.:
– Hypoxie bei
Krankheit des Atmungssystems (J 00-J 99)
Aufenthalt in großer Höhe (W 94)
– Schlaf-Apnoe-Syndrom (G 47.3)
– Hyperkapnie, Hyperventilation (R 06.4)
– Respiratorische Azidose (F 87.21)
– Hypoglykämie (F 16)
– Dialyse (Y 84.1)

R 51   Nichtklassifizierbarer Kopfschmerz

Migräne und andere Kopfschmerzerkrankungen

Teil I b

Beschreibung und diagnostische Kriterien

Allgemeine Anmerkungen

1. Die Kriterien sind mit Buchstaben und/oder Ziffern gekennzeichnet, um ihre Stellung in der Hierarchie nach Häufigkeit und Wichtigkeit anzuzeigen. Allgemeine Kriterien, die bei allen Betroffenen einer Krankheitsgruppe erfüllt sein müssen (z. B. die allgemeinen Kriterien für alle Variationen der Migräne mit Aura) sind mit dem Großbuchstaben G und einer zusätzlichen Ziffer gekennzeichnet. Obligatorische Kriterien der einzelnen Kopfschmerzerkrankungen werden durch Großbuchstaben unterschieden (A, B, C, etc.). Ziffern (1, 2, 3, etc.) und Kleinbuchstaben (a, b, c, etc.) werden genutzt, um weitere Gruppen und Untergruppen von Merkmalen zu unterscheiden, von denen nur einige zur diagnostischen Einordnung erforderlich sind.

2. Um den Gebrauch von „und/oder" zu vermeiden, wenn es ausreicht, daß nur ein von zwei Kriterien erfüllt ist, ist immer anzunehmen, daß auch die Erfüllung beider Kriterien den Ansprüchen genügt.

3. Falls ein Kriterium die Attackenfrequenz anführt, sollte falls nicht anders angegeben, die Lebenszeit in Betracht gezogen werden.

4. Falls ein Patient unter mehr als einer Kopfschmerzerkrankung leidet, sollten alle Diagnosen aufgeführt werden. Die Reihenfolge ergibt sich aus der Gewichtung der Kopfschmerzerkrankungen durch den Patienten.

5. Nach jeder Diagnose sollte die Anzahl der geschätzten Krankheitstage pro Jahr in Klammern ergänzt werden.

6. Patienten, die zunächst eine bestimmte Kopfschmerzform in engem zeitlichen Zusammenhang mit einer der Erkrankungen entwickeln, die unter G 44.3 (chronischer posttraumatischer Kopfschmerz), G 44.4 (medikamenteninduzierter Kopfschmerz), G 44.8 (verschiedenartige Kopfschmerzformen) oder G 50–G 53 (kraniale Neuralgien) (Gruppe 5–11 der IHS-Klassifikation, s. Teil III) aufgeführt sind, werden in dieser Gruppe kodiert, indem zusätzliche Buchstaben zur Kennzeichnung der Ätiologie und weitere Kodierungen zur Einordnung des Kopfschmerztyps genutzt werden. Eine vorbestehende Migräne, ein Spannungskopfschmerz oder Clusterkopfschmerz, welche sich in engem zeitlichen Zusammenhang mit einer der Erkrankungen, die unter

G 44.3, G 44.4, G 44.8 oder G 50–G 53 aufgeführt sind, verschlimmern, werden weiter als Migräne, Spannungs- oder Clusterkopfschmerz verschlüsselt (Gruppe 1–3 der IHS-Klassifikation). Wenn sich die Anzahl der Kopfschmerztage um 100 % oder mehr steigert, ist der Verschlimmerungsfaktor in Klammern zu nennen, jedoch ist dafür kein besonderer Code vorgesehen.

7. Zu verschlüsseln ist jeweils so genau (Anzahl der Buchstaben), wie es zweckdienlich ist.

8. Falls die Symptome eines Patienten den diagnostischen Kriterien einer Kopfschmerzform entsprechen, ist es auch möglich, daß ähnliche Episoden auftreten, die nicht genau den Kriterien entsprechen. Das kann entweder auf die Behandlung, ein Unvermögen, die Symptome genau zu erinnern oder andere Faktoren zurückzuführen sein. Der Patient ist aufzufordern, eine typische unbehandelte oder unzureichend behandelte Attacke zu beschreiben. Ferner ist sicherzustellen, daß wirklich zur Diagnosesicherung ausreichend Attacken aufgetreten sind. Die Anzahl der Kopfschmerztage pro Jahr dieses Kopfschmerztyps sind zu schätzen unter Hinzufügen der behandelten und weniger typischen Attacken.

9. Ein Haupthindernis zur exakten Diagnosestellung ist die Verläßlichkeit der Anamnese, um zu entscheiden ob zutreffende Kriterien vorliegen. In unklaren Fällen ist es empfehlenswert, den Patienten Kopfschmerzcharakteristika in Form eines Tagebuches aufschreiben zu lassen, bevor eine Diagnose gestellt wird.

10. Wie bereits in der Einführung erwähnt, ist eine multiple Kodierung bei all den Fällen anzuregen, bei denen unterschiedliche Aspekte der Beschwerden ausführlicher beschrieben werden müssen. So würde z. B. ein depressiver Patient mit Kopfschmerzen zwei Kodierungen erhalten, einen für den Kopfschmerztyp und einen anderen für die Depression (F 32) (s. Liste der häufig gebrauchten ergänzenden Abschnitte der ICD-10, Teil II).

Diagnostische Kriterien

G 43   Migräne

Bei substanzinduzierten Kopfschmerzen kann die betreffende Substanz
mit einem zusätzlichen Code für äußere Ursachen (Kapitel XX) benannt
werden.
Exkl.: Nichtklassifizierbarer Kopfschmerz (R 51)
   Atypischer Gesichtsschmerz (G 50.1)

G 43.0   Migräne ohne Aura (gewöhnliche Migräne)

Früher verwendete Begriffe: einfache, gewöhnliche, gemeine Migräne,
Hemikranie.

Diagnostische Kriterien
A. Wenigstens 5 Attacken entsprechend den unter B–D angeführten
   Bedingungen.
B. Kopfschmerzattacken mit einem unbehandelten oder erfolglos behan-
   deltem Verlauf von 4–72 Stunden. Anmerkung: Bei Kindern unter 15
   Jahren können die Attacken 2–48 Stunden dauern. Falls der Patient
   einschläft und ohne Migräne wieder aufwacht, gilt als Dauer der
   Attacke die Zeit bis zum Aufwachen.
C. Wenigstens zwei der nachfolgend aufgeführten Kopfschmerzcharakteristika:
   1. Einseitiger Kopfschmerz
   2. Pulsierender Schmerzcharakter
   3. Mäßige bis starke Schmerzintensität, die übliche Tagesaktivitäten
      erschwert oder unmöglich macht.
   4. Verstärkung beim Treppensteigen oder bei üblicher körperlicher
      Aktivität.
D. Während der Kopfschmerzen wenigstens eine der nachfolgend angeführten Begleiterscheinungen:
   1. Übelkeit und/oder Erbrechen
   2. Photophobie und Phonophobie
E. Wenigstens eine der nachfolgend aufgeführten Bedingungen:
   1. Vorgeschichte, körperliche und neurologische Untersuchung geben
      keinen Hinweis auf eine unter G 44.3, G 44.4 oder G 44.8 aufge-
      führte Erkrankung oder eine kranielle Neuralgie (G 50–G 53)
      (Gruppen 5–11 der IHS, s. Teil III).

2. Vorgeschichte und/oder körperliche und/oder neurologische Untersuchung lassen an derartige Erkrankung denken, die aber durch ergänzende weiterführende Untersuchungen ausgeschlossen wird.
3. Eine solche Erkrankung liegt vor, aber die Migräneattacken sind nicht erstmalig in einer engen zeitlichen Verbindung mit dieser Erkrankung aufgetreten.

Anmerkungen

Die Migräne ohne Aura kann fast ausschließlich zu einer bestimmten Zeit des Menstruationszyklus auftreten und wird dann als menstruelle Migräne bezeichnet. Für eine solche Entität gibt es keine allgemein akzeptierten Kriterien. Für diese Diagnose erscheint es vernünftig zu fordern, daß 90 % der Attacken in der Zeitspanne zwischen 2 Tagen vor Beginn und dem letzten Tag der Menstruation auftreten sollten. Weitere epidemiologische Studien sind erforderlich. Die menstruelle Migräne sollte mit N 94.3 (prämenstruelles Syndrom) und zusätzlich G 43.0 verschlüsselt werden.

G 43.1 Migräne mit Aura (klassische Migräne)

Früher verwendete Begriffe: klassische Migräne, hemiplegische Migräne, „migraine accompagnée".

Diagnostische Kriterien
A. Wenigstens zwei Attacken entsprechend den unter B und C angeführten Bedingungen.
B. Wenigstens 3 der nachfolgend angeführten Charakteristika:
   1. Ein oder mehrere voll reversible Aurasymptome als Ausdruck einer lokalen Funktionsstörung im zerebralen Kortex und/oder im Hirnstamm.
   2. Wenigstens ein Aurasymptom entwickelt sich allmählich über mehr als vier Minuten hinweg, zwei oder mehrere Symptome treten in Folge auf.
   3. Kein Aurasymptom dauert länger als 60 Minuten. Diese Zeitgrenze kann proportional überschritten werden, wenn mehrere Aurasymptome auftreten.
   4. Die Kopfschmerzphase folgt der Aura mit einem freien Intervall von weniger als 60 Minuten, kann aber gelegentlich vor oder gleichzeitig mit der Aura beginnen.
C. Wenigstens eine der nachfolgend angeführten Bedingungen:
   1. Vorgeschichte, körperliche und neurologische Untersuchung geben keinen Hinweis auf eine unter G 44.3, G 44.4 oder G 44.8 aufgeführte Erkrankung oder eine kranielle Neuralgie (G 50–G 53) (Gruppen 5–11 der IHS, s. Teil III).
   2. Vorgeschichte und/oder körperliche und/oder neurologische Untersuchung lassen an derartige Erkrankung denken, die jedoch durch ergänzende weiterführende Untersuchungen ausgeschlossen wird.

3. Eine solche Erkrankung liegt vor, aber die Migräneattacken sind nicht erstmalig in einer engen zeitlichen Verbindung mit dieser Erkrankung aufgetreten.

G 43.10 Migräne mit typischer Aura

Diagnostische Kriterien
A. Kriterien von G 43.1 einschließlich aller unter B angeführten Bedingungen.
B. Kein Aurasymptom dauert länger als 60 Minuten. Diese Zeitgrenze kann proportional überschritten werden, wenn mehrere Aurasymptome auftreten.
C. Ein oder mehrere der nachfolgend aufgelisteten Aurasymptome.
   1. Homonyme Sehstörung
   2. Einseitige Parästhesien und–oder sensibles Defizit
   3. Einseitige Parese
   4. Aphasie oder nicht klassifizierbare Sprachstörung

G 43.11 Migräne mit prolongierter Aura

Diagnostische Kriterien
A. Die allgemeinen Kriterien nach G 43.1 sind erfüllt.
B. Wenigstens ein Aurasymptom dauert länger als 60 Minuten bis maximal 7 Tage.

G 43.12 Migräne mit akutem Aurabeginn

Diagnostische Kriterien
A. Die allgemeinen Kriterien nach G 43.1 sind erfüllt.
B. Die neurologischen Symptome entwickeln sich innerhalb von 4 Minuten.
C. Die unbehandelte oder erfolglos behandelte Kopfschmerzphase dauert 4–72 Stunden.
D. Der Kopfschmerz hat wenigstens zwei der nachfolgend angeführten Charakteristika:
   1. Einseitige Lokalisation
   2. Pulsierender Schmerzcharacter
   3. Mäßige bis schwere Schmerzintensität, die übliche Tagesaktivitäten erschwert oder unmöglich macht.
   4. Verstärkung durch Treppensteigen oder durch andere körperliche Aktivitäten.
E. Während des Kopfschmerzes wenigstens eine der nachfolgend aufgeführten Begleiterscheinungen:
   1. Übelkeit und/oder Erbrechen.
   2. Photophobie und Phonophobie
F. Thromboembolische TIA und andere intrakranielle Läsionen müssen durch geeignete Untersuchungen ausgeschlossen sein.

Um die neurologischen Symptome unter G 43.1, Migräne mit Aura, zu kodieren, kann für G 43.11 und G 43.12 eine 6. Ziffer wie folgt herangezogen werden:

G 43.1x0 Hemianopsie oder andere visuelle Migräneauren

Früher verwendeter Begriff: ophtalmische Migräne.

G 43.1x1 Hemisensorische Migräneauren

Früher verwendeter Begriff: hemiparästhetische Migräne.

G 43.1x2 Migräne mit Aphasie

Früher verwendeter Begriff: aphasische Migräne.

G 43.1x3 Basilarismigräne

Früher verwendeter Begriff: Basalarterienmigräne, Bickerstaff-Migräne, synkopale Migräne.

Diagnostische Kriterien
A. Die allgemeinen Kriterien nach G 43.1 sind erfüllt.
B. Zwei oder mehr der nachfolgend angeführten Aurasymptome:
   1. Visuelle Symptome sowohl im temporalen als auch im nasalen Gesichtsfeld beider Augen.
   2. Dysarthrie
   3. Vertigo
   4. Tinnitus
   5. Hörminderung
   6. Doppeltsehen
   7. Ataxie
   8. bilaterale Parästhesien
   9. bilaterale Parese
   10. Bewußtseinsstörung

G 43.1x4 Migräneaura (alle Formen) ohne Kopfschmerzen

Früher verwendete Begriffe: Migräneäquivalente, azephalgische Migräne.

Diagnostische Kriterien
A. Die allgemeinen Kriterien nach G 43.1 sind erfüllt
B. Kein Kopfschmerz

G 43.1x5 Familiäre hemiplegische Migräne

Diagnostische Kriterien
A. Die allgemeinen Kriterien nach G 43.1 sind erfüllt.
B. Die Aura schließt eine Hemiparese unterschiedlichen Grades ein und kann prolongiert ablaufen.
C. Wenigstens ein Verwandter ersten Grades hat übereinstimmende Attacken.

G 43.1x6 Mehrere verschiedene Migräneauren

G 43.1x7 Sonstige Migräneaura

G 43.2 Status migränosus

Diagnostische Kriterien
A. Die Kriterien nach G 43.0 oder die allgemeinen Kriterien nach G 43.1 sind erfüllt.
B. Die aktuelle Attacke erfüllt die Kriterien eines der aufgeführten Migränetypen mit der Ausnahme, daß der Kopfschmerz behandelt oder unbehandelt länger als 72 Stunden anhält.
C. Der Kopfschmerz hält während der Attacke kontinuierlich an oder wird durch kopfschmerzfreie Intervalle von weniger als 4 Stunden Dauer unterbrochen. Nicht einberechnet ist dabei eine schlafabhängige Unterbrechung.

G 43.3 Migränekomplikation

Früher verwendeter Begriff: migränöser Hirninfarkt

Diagnostische Kriterien
A. Die allgemeinen Kriterien nach G 43.1 sind erfüllt.
B. Die gegenwärtige Attacke entspricht den früheren Attacken, aber das neurologische Defizit ist nicht innerhalb von 7 Tagen vollständig reversibel und/oder bildgebende Verfahren belegen einen ischämischen Infarkt innerhalb des korrespondierenden Hirngebietes.
C. Andere Gründe eines Hirninfarkts sind durch geeignete Untersuchungsmethoden ausgeschlossen.

G 43.8 Sonstige Migräneformen

G 43.80 Ophtalmoplegische Migräne

Diagnostische Kriterien
A. Wenigstens 2 Attacken entsprechend den unter B angeführten Bedingungen.
B. Kopfschmerz in Verbindung mit einer Parese eines oder mehrerer Hirnnerven III, IV und VI.
C. Ein parasellärer Prozeß ist durch geeignete Untersuchungen ausgeschlossen

G 43.81 Retinale (monokuläre) Migräne

Diagnostische Kriterien
A. Wenigstens 2 Attacken entsprechend den unter B–D angeführten Bedingungen.
B. Voll reversibles monokulares Skotom oder monokulare Erblindung von weniger als 60 Minuten Dauer. Der Befund sollte entweder durch eine ärztliche Untersuchung während

der Attacke bestätigt werden oder dadurch, daß der Patient den monokularen Gesichtsfelddefekt während der Attacke nach genauer Instruktion aufzeichnet.

C. Kopfschmerz folgt den visuellen Symptomen mit einem freien Intervall von weniger als 60 Minuten, kann diesen auch vorangehen.

D. Ophthalmologischer Normalbefund außerhalb der Attacke. Embolie muß durch geeignete Untersuchungen ausgeschlossen sein.

G 43.82   Periodische Syndrome in der Kindheit

G 43.820   Abdominelle Migräne

Schließt ein: Migräneäquivalente.

Anmerkung

Diagnostische Kriterien für die unter den Begriffen periodische Syndrome, abdominelle Migräne und zyklisches Erbrechen bekannten heterogenen und nicht näher definierten Funktionsstörungen lassen sich nicht vorschlagen. Periodische Syndrome in der Kindheit werden als mögliche Vorläufer oder Begleiterscheinungen einer Migräne aufgefaßt. Es ist eher unwahrscheinlich, daß sich auf diesem unsicheren Feld Fortschritte erzielen lassen, bevor nicht spezifische Marker gefunden worden sind. Zum gegenwärtigen Zeitpunkt können daher diese Syndrome der Kindheit nicht in die Klassifikation eingeschlossen werden, auch wenn allgemein akzeptiert wird, daß es sich bei einigen dieser Bilder tatsächlich um kopfschmerzfreie „Äquivalente" einer Migräne handeln kann.

G 43.821   Benigner paroxysmaler Schwindel in der Kindheit

Diagnostische Kriterien
A. Multiple, kurze, sporadische Attacken mit Schwindel, Angstgefühl, oft auch Nystagmus oder Erbrechen.
B. Normaler neurologischer Befund.
C. Normales Elektroenzephalogramm.

G 43.822   Alternierende Hemiplegie in der Kindheit

Diagnostische Kriterien
A. Beginn vor dem 18. Lebensmonat.
B. Wiederholte Attacken mit wechselseitig auftretender Hemiplegie.
C. Andere paroxysmale Phänomene wie tonische Spasmen, dystone oder choreoathetotische Bewegungen,

> Nystagmus oder andere Bewegungsstörungen der Augen, vegetative Störungen in Verbindung mit Anfällen von Hemiplegie oder unabhängig davon.
> D. Nachweis eines mentalen oder neurologischen Defizits.

G 43.83   Atypische Migräne–Migräneartige Störung

Diagnostische Kriterien
A. Alle Kriterien mit einer Ausnahme für eine oder mehrere Formen der Migräne (Typ kodieren) sind erfüllt.
B. Die Kriterien des Kopfschmerzes vom Spannungstyp (G 44.2) sind nicht erfüllt.

G 43.9   Migräne, nicht näher bezeichnet

Dies ist eine nicht empfohlene Restkategorie, falls kein anderer Code angewendet werden kann.

G 44   Sonstige Kopfschmerzformen

Ausschluß: Atypischer Gesichtsschmerz (G 50.1)
           Glossopharyngeusneuralgie (G 52.1)
           Nichtklassifizierbarer Kopfschmerz (R 51)
           Postpunktioneller Kopfschmerz (G 97.0)
           Trigeminusneuralgie (G 50.0)
           Andere kranielle Neuralgien (G 52.8)

G 44.0   Clusterkopfschmerz

Früher verwendete Begriffe: Bing-Erythroprosopalgie, ziliare oder migränöse Neuralgie nach Harris, Erythromelalgie des Kopfes, Horton-Syndrom, Histaminkopfschmerz, Petrosus-Neuralgie nach Gardner, Neuralgie des Ganglion sphenopalatinum, Vidianus-Neuralgie, Sluder-Neuralgie, Hemicrania periodica neuralgiformis.

Diagnostische Kriterien
A. Wenigstens 5 Attacken entsprechend den unter B–D angeführten Bedingungen.
B. Sehr starker einseitiger Schmerz orbital, supraorbital und/oder temporal mit einem unbehandelten Verlauf von 15–180 Minuten.
C. In Verbindung mit dem Kopfschmerz tritt gleichzeitig wenigstens eins der nachfolgend angeführten Zeichen auf der betroffenen Seite auf:
   1. Konjunktivale Injektion
   2. Lakrimation
   3. Kongestion der Nase
   4. Rhinorrhö
   5. Starkes Schwitzen im Bereich der Stirn und des Gesichts

6. Miosis
7. Ptosis
8. Lidödem

D. Attackenfrequenz zwischen 1 Attacke jeden 2. Tag und 8 Attacken pro Tag.

E. Wenigstens eine der nachfolgend angeführten Bedingungen:
1. Vorgeschichte, körperliche und neurologische Untersuchung geben keinen Hinweis auf eine der Erkrankungen, die unter G 44.3, G 44.4, G 44.8 oder den kraniellen Neuralgien (G 50–G 53) (Gruppe 5–11 der IHS-Klassifikation, s. Teil III) gelistet sind.
2. Vorgeschichte, körperliche und neurologische Untersuchung lassen an eine derartige Erkrankung denken, die aber durch ergänzende weiterführende Untersuchungen ausgeschlossen wird.
3. Eine derartige Erkrankung liegt vor, aber der Clusterkopfschmerz ist nicht erstmalig in einer engen zeitlichen Verbindung mit dieser Erkrankung aufgetreten.

G 44.00 Clusterkopfschmerz mit noch nicht abschätzbarem Verlauf

Diagnostische Kriterien
A. Die allgemeinen Kriterien nach G 44.0 sind erfüllt.
B. Der Zeitabschnitt eines Jahres, der nötig ist, um eine Klassifizierung gemäß G 44.01 oder G 44.02 vorzunehmen, ist noch nicht verstrichen.

G 44.01 Episodischer Clusterkopfschmerz

Diagnostische Kriterien
A. Die allgemeinen Kriterien nach G 44.0 sind erfüllt.
B. Wenigstens 2 Kopfschmerzperioden (Clusterperioden) mit einer Dauer von 7 Tagen bis zu einem Jahr bei unbehandelten Patienten. Remissionen von wenigstens 14 Tagen Dauer sind zwischengeschaltet.

G 44.02 Chronischer Clusterkopfschmerz

Diagnostische Kriterien
A. Die allgemeinen Kriterien nach G 44.0 sind erfüllt.
B. Remissionsphasen fehlen für die Dauer eines Jahres oder länger oder dauern weniger als 14 Tage.

Eine sechste Stelle ist anzugeben:

G 44.020 Chronischer Clusterkopfschmerz von Beginn an ohne Remissionen

G 44.021 Chronischer Clusterkopfschmerz nach primär episodischem Verlauf

G 44.03 Chronische paroxysmale Hemikranie

Früher verwendete Begriffe: Sjaastad-Syndrom.

Diagnostische Kriterien

A. Wenigstens 50 Attacken entsprechen den unter B–E angeführten Bedingungen.

B. Attacken eines schweren, streng einseitigen Schmerzes mit Schwerpunkt orbital, supraorbital und/oder temporal mit einer Dauer zwischen 2 und 45 Minuten.

C. Attackenfrequenz von mehr als 5 Attacken pro Tag über mehr als die Hälfte der Zeit hinweg, wobei Perioden mit einer geringeren Frequenz vorkommen können.

D. In Verbindung mit dem Schmerz wenigstens eins der nachgeführten Zeichen/Symptome auf der Seite des Schmerzes:
   1. Konjunktivale Injektion
   2. Lakrimation
   3. Kongestion der Nase
   4. Rhinorhö
   5. Ptosis
   6. Lidödem

E. Absolut zuverlässige Wirksamkeit von Indometacin (150 mg pro Tag oder weniger).

F. Wenigstens eine der nachfolgend angeführten Bedingungen:
   1. Vorgeschichte, körperliche und neurologische Untersuchung geben keinen Hinweis auf eine der Erkrankungen, die unter G 44.3, G 44.4, G 44.8 oder den kraniellen Neuralgien (G 50–G 53) (Gruppe 5–11 der IHS-Klassifikation, s. Teil III) aufgelistet sind.
   2. Vorgeschichte, körperliche und neurologische Untersuchung lassen an eine derartige Erkrankung denken, die aber durch ergänzende weiterführende Untersuchungen ausgeschlossen wird.
   3. Eine derartige Erkrankung liegt vor, aber die chronische paroxysmale Hemikranie ist nicht erstmalig in einer engen zeitlichen Verbindung mit dieser Erkrankung aufgetreten.

G 44.08 Atypischer Clusterkopfschmerz–Clusterkopfschmerzartige Störung

Diagnostische Kriterien

Alle Kriterien mit einer Ausnahme nach G 44.00, G 44.01, G 44.02 oder G 44.03 sind erfüllt.

G 44.1 Kopfschmerzen bei Gefäßstörungen, andernorts nicht klassifiziert

Diagnostische Kriterien

A. Der Kopfschmerz ist durch einen beidseitigen frontotemporalen Schmerz gekennzeichnet.

B. Keine begleitenden Aurasymptome wie Übelkeit oder Erbrechen.

G 44.2   Kopfschmerz vom Spannungstyp

Früher verwendete Begriffe: Spannungskopfschmerz, Muskelkontraktionskopfschmerz, psychomyogener Kopfschmerz, Streßkopfschmerz.

Anmerkung:

Bei Vorliegen emotionaler Konflikte oder psychsozialer Probleme, die die Schlußfolgerung zulassen, daß sie der ätiologische Hauptfaktor für das Vorliegen des Kopfschmerzes sind, sollte die Kategorie F 45.4 *Anhaltende somatoforme Schmerzstörung*, einschließlich *psychogene Kopfschmerzen*, zusätzlich zum relevanten Kopfschmerzcode, G 44.21 oder G 44.23, verwendet werden.

Bei Vorliegen psychologischer oder Verhaltensfaktoren, die den Kopfschmerz oder den Krankheitsverlauf wesentlich beeinflußt haben, kann zusätzlich zum relevanten Kopfschmerzcode die Kategorie F 54 *Psychologische Faktoren oder Verhaltensfaktoren bei andernorts klassifizierten Krankheiten* verwendet werden.

G 44.20   Episodischer Kopfschmerz vom Spannungstyp mit erhöhter Schmerzempfindlichkeit perikranialer Muskeln

Früher verwendete Begriffe: Muskelkontraktionskopfschmerz.

Diagnostische Kriterien
A. Wenigstens 10 vorangegangene Kopfschmerzepisoden entsprechend den unter B–D aufgeführten Bedingungen. Anzahl der Kopfschmerztage weniger als 180/Jahr bzw. weniger als 15/Monat.
B. Kopfschmerzdauer zwischen 30 Minuten und 7 Tagen.
C. Wenigstens zwei, der nachfolgend angeführten Schmerzcharakteristika:
   1. Schmerzqualität drückend bis ziehend, nicht pulsierend.
   2. Leichte bis mäßige Schmerzintensität, die übliche körperliche Aktivität allenfalls behindert, aber nicht unmöglich macht.
   3. Beidseitige Lokalisation.
   4. Keine Verstärkung durch Treppensteigen oder sonstige vergleichbare körperliche Aktivität.
D. Beide nachfolgend angeführte Bedingungen:
   1. Keine Übelkeit oder Erbrechen (Appetitlosigkeit kann vorkommen).
   2. Photo- und Phonophobie fehlen, eine von beiden kann vorhanden sein.
E. Wenigstens eine der nachfolgend angeführten Bedingungen:
   1. Gesteigerte Schmerzempfindlichkeit von Kopfmuskeln, nachgewiesen durch Palpation oder mit einem Druckalgometer.

    2. Gesteigerte EMG-Aktivität von Kopffmuskeln in Ruhe bzw. unter physiologischen Bedingungen.

F. Wenigstens eine der folgenden Bedingungen:
    1. Vorgeschichte, körperliche und neurologische Untersuchung geben keinen Hinweis auf eine der Erkrankungen, die in der Gruppe G 44.3, G 44.4, G 44.8 oder kraniale Neuralgien (G 50–G 53) (Gruppe 5–11 der IHS-Klassifikation, s. Teil III) gelistet sind.
    2. Vorgeschichte, körperliche und neurologische Untersuchung lassen an eine derartige Erkrankung denken, die aber durch ergänzende, weiterführende Untersuchungen ausgeschlossen wird.
    3. Eine solche Erkrankung liegt vor, aber die Attacken des Kopfschmerzes vom Spannungstyp sind nicht erstmalig in einer engen zeitlichen Verbindung mit dieser Erkrankung aufgetreten.

G 44.21 Episodischer Kopfschmerz vom Spannungstyp ohne erhöhte Schmerzempfindlichkeit perikranialer Muskeln

Früher verwendete Begriffe: idiopathischer Kopfschmerz, essentieller Kopfschmerz.

Diagnostische Kriterien

A. Wenigstens 10 vorangegangene Kopfschmerzepisoden entsprechend den unter B–D aufgeführten Kriterien. Anzahl der Kopfschmerztage weniger als 180/Jahr bzw. weniger als 15/Monat.

B. Kopfschmerzdauer von 30 Minuten bis zu 7 Tagen.

C. Wenigstens zwei der nachfolgenden Schmerzcharakteristika:
    1. Schmerzqualität drückend bis ziehend, nicht pulsierend.
    2. Leichte bis mäßige Schmerzintensität, die übliche alltägliche Körperaktivität allenfalls behindert, jedoch nicht unmöglich macht.
    3. Beidseitige Lokalisation.
    4. Keine Verstärkung durch Treppensteigen oder sonstige vergleichbare Aktivitäten.

D. Beide nachfolgend angeführten Bedingungen:
    1. Keine Übelkeit oder Erbrechen (Appetitlosigkeit kann auftreten).
    2. Photo- und Phonophobie fehlen, eine von beiden kann vorhanden sein.

E. Wenigstens eine der nachfolgend angeführten Bedingungen:
    1. Keine erhöhte Spannung und Schmerzempfindlichkeit von Kopfmuskeln, nachgewiesen durch Palpation oder ein Druckalgometer.
    2. Normale EMG-Aktivität der Kopfmuskeln in Ruhe bzw. unter physiologischen Bedingungen.

F. Wenigstens eine der nachfolgend angeführten Bedingungen:
1. Vorgeschichte, körperliche und neurologische Untersuchung geben keinen Hinweis auf eine der Erkrankungen, die unter G 44.3, G 44.4. G 44.8 oder kraniale Neuralgien (G 50–G 53) (Gruppe 5–11 der IHS-Klassifikation, s. Teil III) gelistet sind.
2. Vorgeschichte, körperliche und neurologische Untersuchung lassen an eine derartige Erkrankung denken, die aber durch ergänzende, weiterführende Untersuchungen ausgeschlossen wird.
3. Eine solche Erkrankung liegt vor, aber die Attacken des Kopfschmerzes vom Spannungstyp sind nicht erstmalig in einer engen zeitlichen Verbindung mit dieser Erkrankung aufgetreten.

G 44.22 Chronischer Kopfschmerz vom Spannungstyp mit erhöhter Schmerzempfindlichkeit perikranialer Muskeln

Früher verwendete Begriffe: chronischer täglicher Kopfschmerz, chronischer Muskelkontraktionskopfschmerz.

Diagnostische Kriterien
A. Durchschnittliche Kopfschmerzhäufigkeit wenigstens 15 Tage/Monat bzw. 180 Tage/Jahr über wenigstens 6 Monate hinweg mit den Kriterien, die unter B–D angeführt sind.
B. Wenigstens zwei der nachfolgend angeführten Schmerzcharakteristika:
1. Drückender oder ziehender Schmerz, nicht pulsierend.
2. Leichte bis mäßige Schmerzintensität, die tägliche Aktivitäten beeinträchtigen kann, aber nicht völlig unmöglich macht.
3. Beidseitige Lokalisation.
4. Keine Verstärkung durch Treppensteigen oder ähnliche körperliche Aktivitäten.
C. Beide nachfolgend angeführten Bedingungen:
1. Kein Erbrechen.
2. Nicht mehr als eine der nachfolgend angeführten Bedingungen:
a Übelkeit
b Photophobie
c Phonophobie
D. Wenigstens eine der nachfolgend angeführten Bedingungen:
1. Gesteigerte Schmerzempfindlichkeit von Kopfmuskeln, nachgewiesen durch Palpation oder mit einem Druckalgometer.
2. Gesteigerte EMG-Aktivität von Kopfmuskeln in Ruhe bzw. unter physiologischen Bedingungen.
E. Wenigstens eine der nachfolgend angeführten Bedingungen:

1. Vorgeschichte, körperliche und neurologische Untersuchung geben keinen Hinweis auf eine der Erkrankungen, die unter G 44.3, G 44.4, G 44.8 oder kraniale Neuralgien (G 50–G 53) (Gruppe 5–11 der IHS-Klassifikation s. Teil III) gelistet sind.
2. Vorgeschichte, körperliche und neurologische Untersuchung lassen eine derartige Erkrankung denken, die aber durch ergänzende, weiterführende Untersuchungen ausgeschlossen wird.
3. Eine solche Erkrankung liegt vor, aber der Kopfschmerz vom Spannungstyp ist nicht erstmalig in einer zeitlichen Verbindung mit dieser Erkrankung aufgetreten.

G 44.23 Chronischer Kopfschmerzen vom Spannungstyp ohne erhöhte Schmerzempfindlichkeit perikranialer Muskeln

Früher verwendete Begriffe: chronischer idiopathischer Kopfschmerz.

Diagnostische Kriterien

A. Durchschnittliche Kopfschmerzhäufigkeit wenigstens 15 Tage/Monat bzw. 180 Tage/Jahr über wenigstens 6 Monate hinweg mit den Kriterien, die unter B–D angeführt sind.
B. Wenigstens zwei der nachfolgend angeführten Schmerzcharakteristika:
   1. Drückender oder ziehender Schmerz, nicht pulsierend.
   2. Leichte bis mäßige Schmerzintensität, die tägliche Aktivitäten beeinträchtigen kann, aber nicht völlig unmöglich macht.
   3. Beidseitige Lokalisation.
   4. Keine Verstärkung durch Treppensteigen oder ähnliche körperliche Aktivitäten.
C. Beide nachfolgend angeführten Bedingungen:
   1. Kein Erbrechen
   2. Nicht mehr als eines der nachfolgend angeführten Symptome:
      a Übelkeit
      b Photophobie
      c Phonophobie
D. Wenigstens eine der nachfolgend angeführten Bedingungen:
   1. Keine erhöhte Spannung oder Schmerzempfindlichkeit von Kopfmuskeln, nachgewiesen durch Palpation oder mit einem Druckalgometer.
   2. Normale EMG-Aktivität von Kopfmuskeln in Ruhe bzw. unter physiologischen Bedingungen.
E. Wenigstens eine der nachfolgend angeführten Bedingungen:
   1. Vorgeschichte, körperliche und neurologische Untersuchung geben keinen Hinweis auf eine der Erkrankungen,

die unter G 44.3, G 44.4, G 44.8 oder kraniale Neuralgien (G 50–G 53) (Gruppe 5–11 der IHS-Klassifikation s. Teil III) gelistet sind.

2. Vorgeschichte, körperliche und neurologische Untersuchung lassen eine derartige Erkrankung denken, die aber durch ergänzende, weiterführende Untersuchungen ausgeschlossen wird.

3. Eine solche Erkrankung liegt vor, aber der Kopfschmerz vom Spannungstyp ist nicht erstmalig in einer zeitlichen Verbindung mit dieser Erkrankung aufgetreten.

G 44.28   Kopfschmerz vom Spannungstyp, der die Kriterien nicht komplett erfüllt

Früher verwendete Begriffe: atypischer Spannungskopfschmerz.

Diagnostische Kriterien
A. Alle Kriterien einer der oben angeführten Formen des Kopfschmerzes vom Spannungstyp sind mit einer Ausnahme erfüllt (der Typ ist anzugeben)
B. Die Kriterien entsprechen nicht der Migräne ohne Aura (G 43.0).

G 44.3   Chronischer posttraumatischer Kopfschmerz

G 44.30   Chronischer posttraumatischer Kopfschmerz bei belangvollem Schädeltrauma und/oder entsprechenden Befunden (S 06)

Diagnostische Kriterien
A. Der Schweregrad des Kopftraumas ist durch zumindest einen der nachfolgenden Punkte dokumentiert:
   1. Bewußtlosigkeit
   2. Posttraumatische Amnesie für mehr als 10 Minuten
   3. Mindestens zwei der nachfolgenden Untersuchungsverfahren zeigen pathologische Besonderheiten auf:
      a. Klinisch-neurologische Untersuchung
      b. Röntgenaufnahmen des Schädels
      c. Andere bildgebende Verfahren
      d. Evozierte Potentiale
      e. Liquoruntersuchung
      f. Vestibularisfunktionstest
      g. Neuropsychologische Untersuchungen
B. Der Kopfschmerz tritt innerhalb von 14 Tagen nach Wiedererlangen des Bewußtseins auf (oder nach dem Trauma, wenn keine Bewußtlosigkeit vorgelegen hat).
C. Hält länger als 8 Wochen nach Wiederelangen des Bewußtseins an (oder nach dem Trauma, wenn keine Bewußtlosigkeit vorgelegen hat).

G 44.31   Chronischer posttraumatischer Kopfschmerz bei geringfügigem Schädeltrauma ohne belangvolle Befunde (S 09.9)

Diagnostische Kriterien

A. Kopftrauma, welches die Kriterien A von G 44.30 nicht erfüllt.

B. Der Kopfschmerz tritt innerhalb von 14 Tagen nach der Verletzung auf.

C. Die Kopfschmerzen überdauern den Zeitraum von 8 Wochen nach der Verletzung.

G 44.4   Kopfschmerz bei Substanzgebrauch, andernorts nicht klassifiziert

Exkl.: Kopfschmerzen, die mit dem Gebrauch von Psychostimulantien assoziiert sind (G 44.83).

G 44.40   Kopfschmerz bei akuter Substanzwirkung, der durch den Gebrauch von Substanzen hervorgerufen wird, die keine Abhängigkeit erzeugen

Diagnostische Kriterien

A. Der Kopfschmerz tritt innerhalb einer bestimmten Zeit (die für die einzelnen Substanzen zu definieren ist) nach Einnahme der Substanz auf.

B. Eine bestimmte erforderliche Minimaldosis sollte gegeben sein.

C. Ist bei mindestens der Hälfte der Substanzeinnahmen und mindestens dreimal aufgetreten.

D. Verschwindet, wenn die Substanz ausgeschieden ist oder innerhalb einer bestimmten Zeit danach.

G 44.400 Nitrat- oder Nitrit-Kopfschmerz

Früher verwendeter Begriff: Hot-dog-Kopfschmerz.

Diagnostische Kriterien

A. Die allgemeinen Kriterien nach G 44.41 sind erfüllt.

B. Setzt ein während einer Stunde nach Aufnahme von Nitrat bzw. Nitrit.

G 44.401 Natriumglutamat-Kopfschmerz (X 44)

Früher verwendeter Begriff: China-Restaurant-Syndrom

Diagnostische Kriterien

A. Die allgemeinen Kriterien nach G 44.41 sind erfüllt.

B. Beginnt innerhalb einer Stunde nach Einnahme von Natriumglutamat.

C. Wenigstens zwei der weiteren Symptome dieses Syndroms:

1. Druckgefühl in der Brust
2. Druck- und Spannungsgefühl im Gesicht
3. Brennende Mißempfindungen im Brustraum, Hals oder Schultern
4. Hitzegefühl im Gesicht
5. Schwindel
6. Abdominelle Beschwerden.

G 44.402 Kohlenmonoxid-Kopfschmerz (X 47)

Diagnostische Kriterien
A. Die allgemeinen Kriterien nach G 44.41 sind erfüllt.

G 44.408 Kopfschmerzen, die durch den akuten Gebrauch oder die Exposition sonstiger Substanzen, die keine Abhängigkeit erzeugen, hervorgerufen wird

G 44.41 Kopfschmerz bei chronischer Substanzwirkung

Diagnostische Kriterien
A. Der Kopfschmerz tritt nach Einnahme täglicher Dosen einer bestimmten Substanz über mindestens 3 Monate hinweg auf.
B. Eine bestimmte erforderliche Minimaldosis sollte gegeben sein.
C. Der Kopfschmerz ist chronisch (15 Tage oder mehr pro Monat).
D. Der Kopfschmerz verschwindet innerhalb eines Monats nach Absetzen der Substanz.

G 44.410 Analgetika-Kopfschmerz (F 55.2)

Exkl.: Kopfschmerzen, die auf den Mißbrauch von Opioiden zurückgeführt werden (F 11.1, G 44.83)

Diagnostische Kriterien
A. Die allgemeinen Kriterien nach G 44.41 sind erfüllt.
B. Eine oder mehrere der folgenden Bedingungen:
1. Mindestens 50 g Aspirin pro Monat oder das Äquivalent eines anderen vergleichbaren Analgetikums.
2. Mindestens 100 Tabletten eines Kombinationspräparates mit Barbituraten oder anderen nicht-narkotischen Verbindungen pro Monat.

G 44.411 Ergotamin-Kopfschmerz (Y 52.5)

Diagnostische Kriterien
A. Die allgemeinen Kriterien nach G 44.41 sind erfüllt.
B. Voraussetzung ist die tägliche Einnahme von Ergotamin (oral mindestens 2 mg, rektal mindestens 1 mg) über mindestens 3 Monate.

C. Der Kopfschmerz ist diffus, pulsierend und unterscheidet sich vom Migränekopfschmerz durch das Fehlen von Kopfschmerzattacken und/oder fehlenden Begleitsymptomen.

G 44.412 Ergotamin-Entzugskopfschmerz (Y 52.5)

Diagnostische Kriterien

A. Die allgemeinen Kriterien nach G 44.41 sind erfüllt.

B. Voraussetzung ist ein tägliche Einnahme von Ergotamin (oral 2 mg, rectal 1 mg) für mindestens 3 Monate voraus.

C. Der Kopfschmerz beginnt innerhalb von 48 Stunden nach Absetzen von Ergotamin.

G 44.418 Kopfschmerzen, die durch den akuten Gebrauch oder die Exposition sonstiger Substanzen, die keine Abhängigkeit erzeugen, hervorgerufen wird

Anmerkung

Kopfschmerzen, die durch hormonelle östrogenhaltige Kontrazeptiva (Y 42.4) hervorgerufen werden sind nicht gut validiert. Die Literatur ist hinsichtlich dieser Substanzen konträr. Weitere Studien sind notwendig. Kopfschmerzen, die berufsbedingt durch die Exposition von toxischen Substanzen in der Landwirtschaft (Z 57.4) oder Industrie (Z 57.5) hervorgerufen werden, sollten hier klassifiziert werden. Falls gewünscht können die jeweiligen Substanzen nach dem Code T 51–T 65 *Toxische Wirkung von vorwiegend nicht medizinische verwendeten Substanzen* spezifiziert werden (s. Teil II).

G 44.8 Sonstige näherbezeichnete Kopfschmerzsyndrome

G 44.80 Sonstige Kopfschmerzformen ohne strukturelle Läsion

G 44.800 Idiopathischer stechender Kopfschmerz

Früher verwendete Begriffe: Eispickelschmerz, Eispikkelkopfschmerz, flüchtiger Kopfschmerz.

Diagnostische Kriterien

A. Der Schmerz ist beschränkt auf den Kopfbereich und hier ausschließlich bzw. vorangig auf das Versorgungsgebiet des ersten Trigeminusastes (orbital, temporal, parietal).

B. Der Schmerz ist stechend und dauert nur Sekundenbruchteile. Er tritt als Einzelstich oder als eine Serie von Stichen auf.

C. Er wiederholt sich in unregelmäßigen Abständen von Stunden bis Tagen.

D. Die Diagnose setzt den Ausschluß organischer Veränderungen im Bereich des Schmerzes und des zugehörigen Hirnnervs voraus.

G 44.801 Kopfschmerz durch äußeren Druck

Früher verwendeter Begriff: Schwimmbrillenkopfschmerz

Diagnostische Kriterien

A. Der Schmerz wird durch äußeren Druck auf Stirn oder Kopfhaut hervorgerufen.

B. Der Schmerz wird in der Region empfunden, die dem Druck ausgesetzt ist.

C. Der Schmerz ist anhaltend.

D. Der Schmerz verschwindet mit dem Vermeiden der auslösenden Ursache.

E. Der Schmerz wird nicht durch eine organische extra- oder intrakranielle Erkrankung hervorgerufen.

G 44.802 Kältebedingter Kopfschmerz

Schließt Kopfschmerz nach Exposition des Kopfes gegen niedrige Temperaturen ein.

G 44.8020 Äußere Kälteexposition

Diagnostische Kriterien

A. Der Kopfschmerz entwickelt sich bei äußerer Kälteeinwirkung.

B. Der Schmerz tritt bilateral auf.

C. Der Schmerz variiert in Abhängigkeit von Stärke und Dauer des Kältereizes.

D. Der Kopfschmerz verschwindet mit dem Vermeiden der auslösenden Ursache.

E. Der Schmerz wird nicht durch eine organische extra- oder intrakranielle Erkrankung hervorgerufen.

G 44.8021 Einnahme eines Kältestimulans

Früher verwendeter Begriff: Eiskremkopfschmerz.

Diagnostische Kriterien

A. Der Kopfschmerz entwickelt sich während der Aufnahme von kalten Speisen oder Getränken

B. Der Schmerz dauert weniger als 5 Minuten.

C. Der Schmerz wird in der Stirnmitte empfunden, mit Ausnahme von Personen, die
zu Migräne neigen. Im letzteren Fall
kann der Schmerz sich auf die Region
beziehen, die gewöhnlich vom Migränekopfschmerz betroffen ist (zunächst als
Migräne verschlüsseln).
D. Wird dadurch vermindert, daß das
schnelle Schlucken kalter Speisen und
Getränke vermieden wird.
E. Der Schmerz wird nicht durch eine organische extra- oder intrakranielle Erkrankung hervorgerufen.

G 44.803 Benigner Hustenkopfschmerz

Diagnostische Kriterien
A. Der Kopfschmerz beginnt plötzlich und beidseitig,
er dauert kürzer als eine Minute, wird durch Husten
ausgelöst.
B. Verschwindet mit dem Vermeiden der auslösenden
Ursache.
C. Kann erst diagnostiziert werden, wenn organische
Läsionen, wie z. B. ein Tumor in der hinteren Schä-
delgrube, durch bildgebende Verfahren ausgeschlos-
sen worden sind.

G 44.804 Benigner Kopfschmerz durch körperliche Anstrengung

Diagnostische Kriterien
A. Wird spezifisch hervorgerufen durch physische
Anstrengung.
B. Der Schmerz tritt bilateral auf, bei Beginn ist er von
pochender Natur und kann bei Patienten, die unter
Migräne leiden, migräneartige Charakteristika ent-
wickeln (daher primär als Migräne verschlüsseln).
C. Schmerzdauer 5 Minuten bis 24 Stunden.
D. Wird verhindert durch Vermeidung exzessiver
Anstrengung, insbesondere bei heißem Wetter
oder in großer Höhe.
E. Geht nicht mit einer systemischen oder intrakra-
niellen Erkrankung einher.

G 44.805 Kopfschmerz bei sexueller Aktivität

Früher gebräuchliche Bezeichnungen: benigner Orgasmuskopfschmerz, Koituszephalgie.

Diagnostische Kriterien
A. Wird durch sexuelle Erregung hervorgerufen.

B. Beginnt bilateral.

C. Wird verhindert oder reduziert durch Vermeidung starker sexueller Aktivität vor dem Orgasmus.

D. Wird nicht durch eine intrakranielle Erkrankung, wie etwa ein Aneurysma, hervorgerufen.

Eine siebte Ziffer kann angegeben werden:

G 44.8050 Dumpfer Schmerztyp

G 44.8051 Explosiver Schmerztyp

G 44.8052 Haltungsabhängiger Typ

G 44.806 Idiopathische Karotidynie

Diagnostische Kriterien
A. Wenigstens eine der folgenden Bedingungen in Bezug auf die betroffene A. carotis:
B. Druckempfindlichkeit
C. Schwellung
D. Verstärkte Pulsationen
E. Schmerz in der betroffenen Halsseite, der zur ipsilateralen Seite des Kopfes ausstrahlen kann.
F. Spontandauer des Syndroms von weniger als 2 Wochen.
G. Eine organische Gefäßschädigung läßt sich durch geeignete Untersuchungen ausschließen.

G 44.81   Kopfschmerz bei sonstigen Gefäßstörungen

Diagnostische Kriterien
A. Symptome und/oder Zeichen einer Gefäßstörung
B. Geeignete Untersuchungsmethoden bestätigen die vaskuläre Störung.
C. Kopfschmerz als ein neues Symptom oder Kopfschmerz von einem neuen Typ tritt in enger zeitlicher Beziehung mit dem Beginn der vaskulären Störung auf.

**G 44.810 Kopfschmerz in Verbindung
mit akuten zerebrovaskulären Erkrankungen**

**Zerebrale transitorische ischämische Attacke (TIA)
(G 45)**

Diagnostische Kriterien
A. Die allgemeinen Kriterien nach G 44.81 sind erfüllt.
B. Die Symptome bilden sich innerhalb von 24 Stunden zurück.

Hirninfarkt (I 63.-) (Subkategorien s. Abschnitt 2)

**Schlaganfall, nicht als Blutung oder Infarkt bezeichnet
(I 64)**

**Zerebrale Gefäßsyndrome
bei zerebrovaskulären Krankheiten (G 45, G 46)**

Diagnostische Kriterien

A. Die allgemeinen Kriterien nach G 44.81 sind erfüllt.
B. Fokale zerebrale Symptome und/oder Zeichen, die sich innerhalb von 48 Stunden entwickelt haben.
C. Die Symptome persistieren länger als 24 Stunden.

Hirnvenenthrombose (I 63.6)

Diagnostische Kriterien

A. Die allgemeinen Kriterien nach G 44.81 sind erfüllt.
B. Wenigstens eine der folgenden Bedingungen:
    1. Erhöhter intrakranieller Druck
    2. Fokale neurologische Ausfälle
    3. Epileptische Anfälle
    4. Der Kopfschmerz ist im betroffenen Gebiet lokalisiert oder diffus.

Thalamusschmerz (G 46.21)

Diagnostische Kriterien

A. Schmerz und Dysästhesien in einer Hälfte des Gesichts mit verminderter Wahrnehmung von Nadelstichreizen, die nicht durch eine Läsion des N. trigeminus zu erklären sind.
B. Eine oder mehrere der folgenden Bedingungen:
    1. Anamnese mit plötzlichem Beginn, der an eine vaskuläre Läsion denken läßt.
    2. Anamnese mit remittierenden und rezidivierenden Symptomen im Gesicht oder an anderer Stelle, die an eine Multiple Sklerose denken lassen (G 35).
    3. Nachweis einer Läsion an entsprechender Stelle durch Computertomographie oder Kernspintomographie.

intrazerebrale Hämorrhagie (Hämatom)
– nichttraumatisch (I 61.-) (für entsprechende Subkategorien s. Abschnitt II)
– traumatisch, fokal (SO 6.3)

intrakranielles Hämatom
– nichttraumatisch (I 62.-) (für entsprechende Subkategorien s. Abschnitt II)
– traumatisch (S 06.4, S 06.5) (für entsprechende Subkategorien s. Abschnitt II)

Diagnostische Kriterien
A. Die allgemeinen Kriterien nach G 44.81 sind erfüllt.
B. Fokale zerebrale Symptome und/oder andere Zeichen, die sich innerhalb von 24 Stunden entwickelt haben.

Subarachnoidalblutung
– nichttraumatisch (I 60)
– traumatisch (60.6)

Diagnostische Kriterien
A. Die allgemeinen Kriterien nach G 44.81 sind erfüllt
B. Kopfschmerz mit plötzlichem Beginn (weniger als 60 Minuten), wenn ein Aneurysma vorhanden ist, weniger als 12 Stunden, wenn eine arteriovenöse Fehlbildung vorliegt.
C. Wenigstens eine der folgenden Bedingungen:
   1. Starke Kopfschmerzintensität.
   2. Bilaterale Kopfschmerzen.
   3. Nackensteifigkeit.
   4. Erhöhte Körpertemperatur.

Dissektion intrakranieller Arterien (nicht rupturiert) (I 67.0)

Diagnostische Kriterien
A. Die allgemeinen Kriterien nach G 44.81 sind erfüllt
B. Mindestens eines der folgenden Kriterien ist erfüllt:
   1. TIA oder ischämischer Infarkt im Versorgungsgebiet der betroffenen Arterie.
   2. Horner-Syndrom, arterielles Gefäßgeräusch oder Tinnitus.
C. Kopfschmerz und Schmerzen im Halsbereich auf der Seite der Dissektion.

G 44.811 Kopfschmerz bei angeborenen Fehlbildungen des Gefäßsystems

arteriovenöse Fehlbildung der Hirngefäße (nicht rupturiert) (Q 28.2)

Hirngefäßaneurysma (nicht rupturiert) (28.2)

Beinhaltet sachförmige Aneurysmen.

Diagnostische Kriterien

Die allgemeinen Kriterien nach G 44.81 sind erfüllt.

G 44.812 Kopfschmerz bei Arteriitis

zerebrale Arteriitis (I 67.7)

Arteriitis bei sonstigen andernorts klassifizierten Erkrankungen (I 68.)

Diagnostische Kriterien

Die allgemeinen Kriterien nach G 44.81 sind erfüllt.

Riesenzellarteriitis (M 31.6)

Früher gebräuchliche Bezeichnungen: Arteriitis temporalis, M. Horton.

Diagnostische Kriterien
A. Die allgemeinen Kriterien nach G 44.81 sind erfüllt.
B. Eine oder mehrere der folgenden Bedingungen:
1. Geschwollene und schmerzhafte Kopfhautarterie (normalerweise die Arteria temporalis superficialis).
2. Erhöhte Blutsenkungsgeschwindigkeit (BSG).
3. Remission des Kopfschmerzes innerhalb von 48 Stunden nach Beginn einer Kortikoidtherapie.

G 44.813 Kopfschmerz bei arteriellem Hochdruck

Maligner Hypertonus (I 10)

Früher gebräuchliche Bezeichnungen: maligne Hypertension, akzelerierte Hypertension.

Diagnostische Kriterien
A. Kopfschmerz verbunden mit einer Netzhauterkrankung Grad 3 oder 4 entsprechend der Keith-Wagner-Klassifikation.
B. Der diastolische Blutdruck liegt dauerhaft über 120 mmHg.
C. Blutdrucksteigernde Toxine, Medikamente oder ein Phäochromozytom als ursächliche Faktoren sind durch geeignete Untersuchungen ausgeschlossen.
D. Der Kopfschmerz tritt zeitlich mit dem Ansteigen des Blutdrucks auf und verschwindet innerhalb von 2 Tagen nach Blutdrucksenkung. Liegt eine hypertensive Enzephalopathie vor, kann der Kopfschmerz bis zu 7 Tagen nach Blutdrucksenkung bestehen bleiben.

Sekundäre Hypertonie (I 15.-) (s. Teil II zur Einteilung in entsprechende Subkategorien)

Beinhaltet: akute reaktive Hypertonie

Diagnostische Kriterien
A. Der Kopfschmerz tritt mit dem akuten diastolischen Blutdruckanstieg auf (mehr als 25 %).

B. Nachweis eines ursächlichen Toxins oder Medikamentes.

C. Der Kopfschmerz verschwindet innerhalb von 24 Stunden nach Normalisierung des Blutdrucks.

Sekundärer arterieller Hypertonus bei Phäochromozytom
– maligne, unspezifische Lokalisation (C 74.1)
– benigne, unspeziische Lokalisation (D 35.0)

Diagnostische Kriterien
A. Der Kopfschmerz tritt mit dem akuten diastolischen Blutdruckanstieg auf (mehr als 25 %).
B. Wenigstens eine der folgenden Bedingungen:
   1. Schwitzen
   2. Herzklopfen
   3. Angst
C. Bestätigung des Phäochromozytoms durch biologische und bildgebende Verfahren bzw. durch Operation.
D. Der Kopfschmerz verschwindet innerhalb von 24 Stunden nach Normalisierung des Blutdrucks.

Präeklampsie (O 14)

Milde Präeklampsie (O 13)

Eklampsie (O 15)

Diagnostische Kriterien
A. Kopfschmerz während der Schwangerschaft.
B. Ödem oder Proteinurie und Blutdruckanstieg gegenüber den Werten vor der Schwangerschaft (nicht notwendigerweise erheblich ansteigend, aber mindestens eine mittlere Erhöhung um 15 mmHg oder diastolisch über 90 mmHg).
C. Blutdrucksteigernde Toxine, Medikamente oder ein Phäochromozytom als ursächliche Faktoren sind durch geeignete Untersuchungen ausgeschlossen
D. Der Kopfschmerz tritt zeitlich mit dem Anstieg des Blutdrucks auf und verschwindet innerhalb von 7 Tagen nach Blutdrucksenkung oder nach Beendigung der Schwangerschaft.

G 44.814 Kopfschmerz nach Endarteriektomie (G 97.8)

Diagnostische Kriterien
A. Thrombendarteriektomie oder andere Operationen an der extrakraniellen Arteria carotis.
B. Nachweis einer offenen Arteria carotis ohne Dissektion durch geeignete Untersuchungen

C. Der Kopfschmerz beginnt innerhalb von 2 Tagen nach der Operation und ist ipsilateral.

G 44.818 Kopfschmerz bei sonstigen Gefäßstörungen

Zusätzlicher Code zur Spezifizierung.

G 44.82   Kopfschmerz bei nichtvaskulären intrakraniellen Störungen

Diagnostische Kriterien
A. Symptome und/oder Zeichen einer intrakraniellen Störung.
B. Bestätigung durch geeignete Untersuchungen.
C. Kopfschmerz als ein neues Symptom oder als ein neuer Typ tritt in enger zeitlicher Beziehung zu der intrakraniellen Störung auf.

G 55.820 Kopfschmerz bei Liquordruckveränderungen

Gutartige intrakranielle Drucksteigerung (G 93.2)

Früher gebräuchliche Bezeichnungen: hoher Liquordruck, Pseudotumor cerebri.

Diagnostische Kriterien
A. Der Patient mit einer gutartigen intrakraniellen Drucksteigerung erfüllt folgende Bedingungen:
   1. Anstieg des intrakraniellen Drucks auf mehr als 20 cm Wassersäule, gemessen durch epidurales oder intraventrikuläres Druckmonitoring oder durch Lumbalpunktion.
   2. Normaler neurologischer Befund mit Ausnahme eines Papillenödems und einer möglichen Lähmung des 6. Hirnnerven.
   3. Normale oder geringe Eiweißkonzentration und normale Zellzahl im Liquor.
   4. Kein klinischer oder durch bildgebende Verfahren begründeter Verdacht auf eine Sinusvenenthrombose, eine zerebrale Raumforderung oder eine Ventrikelerweiterung.
B. Kopfschmerzintensität und -häufigkeit sind mit den Schwankungen des intrakraniellen Drucks mit einer zeitlichen Verzögerung von weniger als 24 Stunden korreliert.

Hochdruckhydrozephalus (G 91)

posttraumatischer Hydrozephalus (G 91.3)

Diagnostische Kriterien
A. Der Patient/die Patientin erfüllt die folgenden Kriterien für einen Hochdruckhydrozephalus:

1. Ventrikelerweiterung in den bildgebenden Verfahren.
2. Intrakranieller Druck von mehr als 20 cm Wassersäule.
B. Der Kopfschmerz setzt mit ansteigendem intrakraniellen Druck ein, er bessert sich oder verschwindet mit der Reduktion des intrakraniellen Drucks mit einer zeitlichen Verzögerung von weniger als 24 Stunden.

Austritt von Liquor cerebrospinalis nach Lumbalpunktion – Postpunktioneller Kopfschmerz (G 97.0)

Beinhaltet: postspinaler Kopfschmerz

Diagnostische Kriterien
A. Bilateraler Kopfschmerz, der sich in weniger als 7 Tagen nach der Lumbalpunktion einstellt.
B. Der Kopfschmerz beginnt oder verschlechtert sich weniger als 15 Minuten nach Einnahme einer aufrechten Körperhaltung, verschwindet oder bessert sich in weniger als 30 Minuten nach dem Hinlegen.
C. Verschwindet innerhalb von 14 Tagen nach der Lumbalpunktion (falls die Dauer 14 Tage überschreitet, muß an eine Liquorfistel gedacht werden (G 96.0).

Austritt von Liquor cerebrospinalis – Kopfschmerz bei Liquorfistel (G 96.0)

Diagnostische Kriterien
A. Posttraumatischer, postoperativer oder idiopathischer Liquoraustritt, nachgewiesen durch Messung der Glukosekonzentration der ausgetretenen Flüssigkeit, durch Austritt eines spinal injizierten Farbstoffes oder eines radioaktiven Markierungsstoffes.
B. Der Kopfschmerz beginnt oder verschlechtert sich weniger als 15 Minuten nach Einnahme einer aufrechten Körperhaltung, verschwindet oder bessert sich in weniger als 30 Minuten nach dem Hinlegen.
C. Der Kopfschmerz remittiert innerhalb von 14 Tagen nach Verschluß der Fistel.

G 44.821 Kopfschmerz bei intrakranieller Infektion

Hirnabszeß (G 06.0)

Enzephalitis (G 04.9)

Meningitis (G 03.9)

Subdurales Empyem (G 06.2)

Diagnostische Kriterien

Die allgemeinen Kriterien nach G 44.82 sind erfüllt.

G 44.822 Kopfschmerz bei intrakraniellem Neoplasma (C 00–D 48)

Diagnostische Kriterien

Die allgemeinen Kriterien nach G 44.82 sind erfüllt.

G 44.823 Kopfschmerz bei intrakranieller Sarkoidose (D 86.8)

Diagnostische Kriterien

Die allgemeinen Kriterien nach G 44.82 sind erfüllt.

G 44.824 Kopfschmerz nach Eingriffen in das ZNS

intrathekale Injektionen (G 97.8)

direkter toxischer Effekt der injizierten Substanz (T 80.8)

Diagnostische Kriterien
A. Kopfschmerz tritt innerhalb von 4 Stunden nach intrathekaler Injektion auf.
B. Der Kopfschmerz ist diffus und auch im Liegen vorhanden.
C. Der Kopfschmerz bildet sich gänzlich innerhalb von 14 Tagen zurück. (Falls er persistiert, sollte an eine Liquorfistel gedacht werden G 96.0).

Chemische (aseptische) Meningitis (G 03.8)

Diagnostische Kriterien
A. Kopfschmerz folgt der intrathekalen Injektion innerhalb von 5–72 Stunden.
B. Der Kopfschmerz ist diffus und auch im Liegen vorhanden.
C. Liquorpleozytose ohne Erregernachweis in der Kultur.

G 44.828 Kopfschmerz bei sonstigen intrakraniellen Störungen

Gebrauchen Sie eine zusätzliche Kodierung für die Ätiologie.

G 44.83 Kopfschmerz durch psychotrope Substanzen

Verwenden Sie eine zusätzliche Kodierung, um die Substanz anzugeben.
F 10 Psychische und Verhaltensstörungen durch den Gebrauch von Alkohol.
F 11 Psychische und Verhaltensstörungen durch den Gebrauch von Opioiden.

F 12 Psychische und Verhaltensstörungen durch den Gebrauch von Cannabisprodukten.

F 13 Psychische und Verhaltensstörungen durch den Gebrauch von Sedativa und Hypnotika.

F 14 Psychische und Verhaltensstörungen durch den Gebrauch von Kokain.

F 15 Psychische und Verhaltensstörungen durch den Gebrauch von anderen Psychostimulantien, einschließlich Koffein.

F 16 Psychische und Verhaltensstörungen durch den Gebrauch von Halluzinogenen.

F 17 Psychische und Verhaltensstörungen durch den Gebrauch von Tabak.

F 18 Psychische und Verhaltensstörungen durch den Gebrauch von flüchtigen Lösungsmitteln.

F 19 Psychische und Verhaltensstörungen durch multiplen Substanzgebrauch und Konsum anderer psychotroper Substanzen.

Die letzte Kategorie sollte gebraucht werden, wenn zwei oder mehr Substanzen gebraucht werden, es aber unmöglich ist, herauszufinden, welche Substanz am meisten für die bestehende Störung verantwortlich ist. Sie sollte auch gebraucht werden, wenn eine oder alle der konsumierten Substanzen nicht sicher zu identifizieren oder unbekannt ist/sind, da Polytoxikomane oft selber nicht genau wissen, was sie gebrauchen.

Beinhaltet: Mißbrauch von Substanzen o.n.A.

Die folgenden 4 Stellen sind bei den Kategorien F 10–F 19 zu benutzen:

.0 Akute Intoxikation

.1 Schädlicher Gebrauch

.2 Abhängigkeitssyndrom

.3 Entzugssyndrom

.4 Entzugssyndrom mit Delir

.5 Psychotische Störung

.6 Amnestisches Syndrom

.7 Restzustand und verzögert auftretende psychotische Störung

.8 Sonstige durch Alkohol oder psychotrope Substanzen bedingte psychische und Verhaltensstörungen

.9 Nicht näher bezeichnete durch Alkohol oder psychotrope Substanzen bedingte psychische oder Verhaltensstörung

Akute Intoxikation durch Alkohol (F 10.0)

Diagnostische Kriterien

Der Kopfschmerz beginnt innerhalb von 3 Stunden nach Alkoholgenuß.

**Entzugssyndrom durch Alkohol–Alkoholentzug (Hang-over)
(F 10.3)**
Beinhaltet: „Kater".
Diagnostische Kriterien
Voraussetzung ist die Einnahme einer ausreichenden Menge
Alkohol, die die jeweilige Person betrunken macht

**Entzugssyndrom durch Koffein/Koffein-Entzugskopfschmerz
(F 15.3)**

Diagnostische Kriterien
A. Der Patient konsumiert täglich Koffein und monatlich mindestens 15 g.
B. Beginnt innerhalb von 24 Stunden nach dem letzten Koffein-
genuß.
C. Bessert sich innerhalb einer Stunde nach Einnahme von
100 mg Koffein.

**G 44.84 Kopfschmerz oder Gesichtsschmerz bei Erkrankungen
des Schädels sowie im Bereich von Hals, Augen, Ohren, Nase,
Nebenhöhlen, Zähnen, Mund oder sonstigen Gesichts-
oder Kopfstrukturen**

Diagnostische Kriterien
A. Klinischer und/oder labortechnischer Nachweis einer
Erkrankung des Schädels etc. (näher spezifizieren).
B. Der Schmerz ist in der erkrankten Gesichts- oder Schädel-
region lokalisiert, kann in die Umgebung ausstrahlen.
Schmerzprojektion in weiter entfernte Gebiete des Kopfes
kann vorkommen.
C. Der Schmerz verschwindet innerhalb eines Monats nach
erfolgreicher Behandlung oder spontaner Remission der
zugrundeliegenden Erkrankung.
Gebrauchen Sie eine zusätzliche Kodierung, um, die assoziierte
Störung(en) oder Ursache zu bezeichnen.

**G 44.840 Kopfschmerz bei Krankheit des Schädelknochens
(M 80–M 89.8) (s. Teil II für entsprechende Kategorien)**

Kommentar

Die meisten Erkrankungen des Schädels, z. B. angeborene Fehlbildungen, Frakturen, Tumoren, Metastasen,
führen normalerweise nicht zu Kopfschmerz. Wichtige
Ausnahmen sind Osteomyelitis (M 86), Multiples Mye-
lom (C 90.0) und M. Paget des Schädels (M 88.0).

G 44.841 Kopfschmerz bei biomechanischen Funktionsstörungen der Halswirbelsäule (M 99.x1)
(s. Teil II für die entsprechende vierte Ziffer)

Früher gebräuchliche Bezeichnungen: Zervikogener Kopfschmerz.

Diagnostische Kriterien
A. Der Schmerz ist in der Hals- und Okzipitalregion lokalisiert. Kann in Stirn, Orbita, Schläfe oder Ohren projiziert werden.
B. Der Schmerz wird durch besondere Halsbewegungen oder bestimmte Positionen ausgelöst.
C. Zumindest eine der folgenden Bedingungen:
  1. Widerstand oder Bewegungseinschränkung bei Prüfung der passiven Beweglichkeit.
  2. Veränderungen von Struktur, Kontur, Tonus der Halsmuskulatur oder ihrer Reaktion auf aktive und passive Dehnung und Kontraktion.
  3. Erhöhte Schmerzempfindlichkeit der Halsmuskeln.
D. Die radiologische Diagnostik demonstriert wenigstens eine der folgenden Bedingungen:
  1. Störung der Beweglichkeit bei Flexion/Extension.
  2. Abnorme Haltung der HWS.
  3. Frakturen, angeborene Fehlbildungen, Knochentumoren, rheumatoide Arthritis oder eine andere eindeutige Veränderung (jedoch nicht Spondylose oder Osteochondrose).

G 44.842 Kopfschmerz bei retropharyngealer Tendinitis (M 79.8)

Diagnostische Kriterien
A. Schmerz im Nacken mit Ausstrahlung zum Hinterkopf oder in den ganzen Kopf.
B. Der Schmerz ist nicht pulsierend, ein- oder beidseitig und nimmt bei Retroflexion des Kopfes erheblich zu.
C. Die prävertebralen Weichteile beim Erwachsenen sind zwischen C 1 und C 4 mehr als 7 mm breit (spezielle Röntgentechnik ist notwendig).
D. Deutliche Besserung innerhalb von 2 Wochen nach Behandlungsbeginn mit nichtsteroidalen Antiphlogistika in empfohlener Dosierung.

G 44.843 Kopfschmerz bei Krankheiten des Auges

Glaukom (H 40)

Diagnostische Kriterien

A. Nachweis eines akuten Glaukoms mit geeigneten Untersuchungsmethoden.

B. Es besteht ein Schmerz im Auge sowie dahinter oder darüber.

Refraktionsfehler (H 52)
(s. Teil II für entsprechende Kategorien)

Diagnostische Kriterien

A. Es besteht eine nichtkorrigierte Refraktionsanomalie, z. B. Hypermetropie (H 52.0), Astigmatismus (H 52.2), Presbyopie (H 52.4) oder Benutzung falscher Brillengläser (H 52.6).

B. Es besteht ein leichter Kopfschmerz in der Stirnregion und in den Augen.

C. Der Schmerz fehlt beim Aufwachen und nimmt zu bei längerem Blick in die Ferne oder in dem Winkelbereich, in dem das Sehen gestört ist

Heterophorie oder Heterotropie (H 50)
(s. Teil II für entsprechende Kategorien)

Diagnostische Kriterien

A. Heterophorie (H 50.5), Heterotropie (H 50.4) oder intermittierende Heterotropie (H 50.3) ist nachgewiesen.

B. Leichter bis mäßig starker anhaltender Schmerz in der Stirnregion.

C. Wenigstens eine der folgenden Bedingungen:
   1. Der Kopfschmerz tritt auf oder verstärkt sich entsprechend der Augenbeanspruchung, besonders bei Ermüdung.
   2. Intermittierendes Verschwommen- oder Doppeltsehen.
   3. Schwierigkeiten bei der Augenumstellung von nahen auf ferne Objekte oder umgekehrt.

D. Verschwinden oder Besserung der Symptome bei Schließen eines Auges.

G 44.844 Kopfschmerzen bei Krankheiten des Ohres und des Mastoids (H 60–H 95)
(s. Teil II für entsprechende Kategorien)

G 44.845 Kopfschmerzen bei Krankheiten des Atmungssystems

Kopfschmerz bei akuter Sinusitis (J 01)
(s. Teil II für die entsprechende vierte Ziffer, die den betroffenen Sinus kodiert)

Kommentar

Migräne und Kopfschmerz vom Spannungstyp werden wegen der lokalisatorischen Ähnlichkeit oft mit einem sinugenen Kopfschmerz durcheinandergebracht. Zur Sicherung der Diagnose eines sinugenen Kopfschmerzes müssen die Kriterien streng erfüllt sein.

Diagnostische Kriterien

A. Eiterentleerung in den Nasenraum entweder spontan oder durch Absaugen.
B. Pathologische Befunde bei einer oder mehreren der folgenden Untersuchungsmethoden:
   1. Röntgenuntersuchung
   2. Computertomographie oder oder Magnetresonanztomographie
   3. Transillumination
C. Gleichzeitiger Beginn von Kopfschmerz und Sinusitis.
D. Die Kopfschmerzlokalisation entspricht dem betroffenen Sinus:
   1. Bei akuter Sinusitis frontalis wird der Kopfschmerz direkt über der Stirnhöhle empfunden, er kann zur Scheitelhöhle oder hinter die Augen ausstrahlen.
   2. Bei akuter Sinusitis maxillaris wird der Kopfschmerz direkt über dem Gebiet der Kieferhöhlen empfunden, er kann in die Zähne des Oberkiefers oder zur Stirn ausstrahlen.
   3. Bei akuter Sinusitis ethmoidalis wird der Kopfschmerz zwischen und hinter den Augen empfunden, er kann in die Schläfengegend ausstrahlen.
   4. Bei akuter Sinusitis sphenoidalis wird der Kopfschmerz in der Okzipitalregion, dem Scheitel, der Stirnregion oder hinter den Augen empfunden.
E. Der Schmerz remittiert nach Behandlung der akuten Sinusitis.

Sonstige Krankheiten der Nase und der Nasennebenhöhlen (J 34)

Kommentar

Andere Bedingungen, wie z.B. Veränderungen des Nasenraumes durch Septumdeviation (J 34.2), Hypertrophie der Nasenmuscheln (J 34.3) und atrophische Nasenschleimhäute (J 34.8) sind als Ursache von Kopfschmerz nicht genügend belegt. Das gleiche gilt für die chronische Sinusitis (J 32) mit Ausnahme einer akuten Exazerbation. Postoperativer chronischer Schmerz durch Nervenschädigung, s. G 44.846.

G 44.846 Kopfschmerz bei Krankheiten der Mundhöhle (einschließlich Zähne), der Speicheldrüsen und der Kiefer (K 00–K 14)
(s. Teil II für die entsprechenden Kategorien)

Kommentar

Zahnerkrankungen rufen in der Regel Gesichtsschmerz hervor. Die Bedingungen, die Kopfschmerz hervorrufen können, sind selten. Dentogener Schmerz kann als Dolor translatus auch diffusen Kopfschmerz hervorrufen. Der häufigste Grund für Kopfschmerz ist Peridontitis oder Pericoronitis als Folge einer chronischen (K 05.3) oder einer akuten (K 05.2) Infektion oder traumatischen Irritation eines nur teilweise durchgebrochenen unteren Weisheitszahnes (retinierte und impaktierte Zähne) (K 01).

Krankheiten des Kiefergelenks (K 07.6)

Beinhaltet nicht: Kopfschmerzen aufgrund einer funktionellen Störung des Kiefergelenks (G 44.2)

Diagnostische Kriterien
A. Mindestens zwei der folgenden Symptome müssen vorliegen:
   1. Schmerz im Kiefer, hervorgerufen durch Kieferbewegung und/oder Zusammenbeißen.
   2. Verminderter Bewegungsspielraum.
   3. Geräusch bei Bewegungen im Kiefergelenk.
   4. Druckschmerzhaftigkeit der Gelenkkapsel
B. Positive Befunde bei Röntgendiagnostik und/oder Isotopenszintigraphie.
C. Der Schmerz ist leicht bis mäßig, im Kiefergelenk lokalisiert und kann von dort ausstrahlen.

G 44.847 Kopfschmerzen bei Neuralgie von Hirnnerven

Idiopathische Trigeminusneuralgie (G 50.00)

Früher verwendeter Begriff: Tic douloureux.

Diagnostische Kriterien
A. Paroxysmale Schmerzattacken im Gesicht oder im Stirnbereich von wenigen Sekunden bis zu 2 Minuten Dauer.

B. Der Schmerz hat wenigstens vier der folgenden Charakteristika:
1. Ausbreitung entsprechend eines oder mehrerer Äste des N. trigeminus.
2. Plötzlicher, sehr starker, scharfer, oberflächlicher, stechender oder brennender Schmerz.
3. Sehr starke Schmerzintensität.
4. Auslösung über Triggerzonen oder durch bestimmte alltägliche Vorgänge wie z. B. Essen, Sprechen, Waschen des Gesichts oder Reinigen der Zähne.
5. Zwischen den Episoden ist der Patient komplett beschwerdefrei.
C. Kein neurologisches Defizit.
D. Die Attacken folgen bei einem Patienten stets einem stereotypen Muster.
E. Ausschluß anderer Ursachen des Gesichtsschmerzes durch Anamnese, körperliche Untersuchung und, wenn nötig, weitere Zusatzuntersuchungen.

symptomatische Trigeminusneuralgie
– Anästhesia dolorosa (G 50.09 oder G 53.800)

Diagnostische Kriterien
A. Schmerz oder Dysästhesie im Versorgungsbereich eines oder mehrerer Trigeminusäste.
B. Nadelstichreize werden in dem betroffenen Gebiet vermindert wahrgenommen.
C. Tritt im Gefolge einer Läsion des N. trigeminus oder seiner zentralen Projektionen auf.

Trigeminusneuralgie nach Herpes-zoster-Infektion (B 02.2+ und G 53.00*)

Umschließt: postherpetische Trigeminusneuralgie.

G 53.000* Mit einer Dauer von weniger als 6 Monaten nach Beginn der Infektion

Diagnostische Kriterien
A. Innerhalb von einer Woche nach Schmerzbeginn treten herpetische Effloreszenzen im Versorgungsgebiet des N. trigeminus bzw. eines seiner Äste auf.
B. Der Schmerz flaut innerhalb eines halben Jahres nach Ausbruch des Exanthems ab.

G 53.001* Chronische postherpetische Trigeminus-neuralgie

Diagnostische Kriterien

A. Der Schmerz ist auf das Versorgungs-gebiet des N. trigeminus bzw. eines seiner Äste begrenzt.

B. Der Schmerz persistiert länger als 6 Monate nach Auftreten der Herpeseff-loreszenzen.

Trigeminusneuralgie bei Krankheit des N. trigeminus, nicht näher bezeichnet (G 50.09)

Trigeminusneuralgie bei sonstigen andernorts klassifizierten Kankheiten (G 53.80*)

Diagnostische Kriterien

A. Es bestehen paroxysmale Attacken eine Gesichts- oder Stirnschmerzes, welche einige Sekunden bis zu weniger als zwei Minuten anhalten.

B. Der Schmerz weist mindestens vier der folgenden Charakteristika auf:

1. Ausbreitung entsprechend eines oder mehrerer Äste des N. trigeminus.
2. Plötzlicher, sehr starker, scharfer, oberflächli-cher, stechender oder brennender Schmerz.
3. Sehr starke Schmerzintensität.
4. Auslösung über Triggerzonen oder durch bestimmte alltägliche Vorgänge wie z. B. Essen, Sprechen, Waschen des Gesichts oder Reinigen der Zähne.
5. Mit oder ohne einen Dauerschmerz zwischen den Paroxysmen und Zeichen einer Sensibilitäts-störung im Versorgungsbereich des betroffenen Trigeminusastes.

C. Nachweis einer ursächlichen Läsion durch spezielle Untersuchungsmethoden oder operative Exploration der hinteren Schädelgrube.

Atypischer Gesichtsschmerz (G 50.1)

Frühere Bezeichnung: atypische Odontalgie.

Diagnostische Kriterien

A. Der Schmerz ist täglich und über den größten Teil des Tages hinweg vorhanden.

B. Der Schmerz ist anfangs auf ein begrenztes Gebiet einer Gesichtsseite beschränkt, kann sich dann auf die Ober- und Unterkiefer oder weitere Bereiche

von Gesicht und Hals ausbreiten. Ist dumpf und schlecht lokalisiert.
C. Kein sensibles Defizit oder andere körperliche Befunde.
D. Mit apparativen Untersuchungen einschließlich Röntgendiagnostik des Gesichts und der Kiefer lassen sich keine relevanten Befunde aufdecken.

Nervus-intermedius-Neuralgie, idiopathisch (G 51.80)

Diagnostische Kriterien
A. Schmerzparoxysmen in der Tiefe des Ohres, die Sekunden oder Minuten dauern und intermittierend auftreten können.
B. Nachweis einer Triggerzone in der Hinterwand des Gehörgangs.
C. Ausschluß einer strukturellen Läsion.

Symptomatische Nervus-facialis-Neuralgie (G 53.810)

Diagnostische Kriterien
A. Schmerzparoxysmen in der Tiefe des Ohres, die Sekunden bis maximal 2 Minuten andauern
B. Nachweis einer Triggerzone in der Hinterwand des Gehörganges.
C. Die Symptome folgen einer Läsion des N. facialis.

Idiopathische Glossopharyngeusneuralgie (G 52.10)

Diagnostische Kriterien
A. Paroxysmale Schmerzattacken von Sekunden bis zu 2 Minuten Dauer.
B. Schmerz hat wenigstens 4 der folgenden Charakteristika:
   1. Einseitige Lokalisation.
   2. Lokalisation im hinteren Teil der Zunge, in der Tonsillennische, im Pharynx, neben dem Kieferwinkel oder im Ohr.
   3. Plötzlicher scharfer, stechender oder brennender Schmerz.
   4. Sehr starke Schmerzintensität
   5. Auslösung über Triggerzonen oder durch Schlucken, Kauen, Sprechen, Husten oder Gähnen.
C. Kein neurologisches Defizit.
D. Die Attacken folgen bei einem betroffenen Patienten stets einem stereotypen Muster.
E. Ausschluß anderer Ursachen des Schmerzes durch Anamnese, körperliche Untersuchung und spezielle Untersuchungsmethoden.

**Symptomatische Glossopharyngeusneuralgie
(G 53.83*)**

Diagnostische Kriterien
A. Paroxysmale Schmerzattacken von Sekunden bis zu
2 Minuten Dauer.
B. Schmerz hat wenigstens 4 der folgenden Charakteristika:
   1. Einseitige Lokalisation.
   2. Lokalisation im hinteren Teil der Zunge, in der Tonsillennische, im Pharynx, neben dem Kieferwinkel oder im Ohr.
   3. Plötzlicher starker stechender oder brennender Schmerz.
   4. Sehr starke Schmerzintensität.
   5. Mit oder ohne einen Dauerschmerz zwischen den Paroxysmen und Zeichen einer Sensibilitätsstörung im Versorgungsgebiet des N. glossopharyngeus oder N. vagus.
C. Nachweis einer ursächlichen Läsion durch spezielle Untersuchungsmethoden oder Operation.

**Glossopharyngeusneuralgie nach Zoster
(B 02.2+ und G 53.01*)**

**G 53.010* Mit einer Dauer von weniger als 6 Monaten
nach dem Beginn der Infektion (B 02.2+)**

Diagnostische Kriterien
A. Innerhalb von einer Woche nach Schmerzbeginn treten herpetische Effloreszenzen im Versorgungsgebiet des N. glossopharyngaeus auf.
B. Der Schmerz flaut innerhalb eines halben Jahres nach Ausbruch des Exanthems ab.

**G 53.011* Chronische Glossopharyngeusneuralgie
nach Zoster (B 02.2+)**

Diagnostische Kriterien
A. Der Schmerz ist begrenzt auf das Versorgungsgebiet des N. glossopharyngeus.
B. Der Schmerz persistiert länger als 6 Monate nach Auftreten der Herpeseffloreszenzen.

N.-laryngaeus-superior-Neuralgie (G 52.20)

Diagnostische Kriterien
A. Schmerzparoxysmen im Rachen, in der Submandibularregion oder unterhalb

des Ohres mit einer Dauer von Minuten bis Stunden.
B. Triggerung durch Schlucken, Überanstrengung der Stimme oder Drehen des Kopfes.
C. Anfälligkeit für Tage oder Wochen.
D. Triggerpunkt im seitlichen Anteil des Rachens über der Membrana hyothyreoidea.
E. Ausschluß einer strukturellen Läsion.

Sekundäre Neuralgie des N. vagus (G 53.840*)

Diagnostische Kriterien
A. Paroxysmale Schmerzattacken von Sekunden bis zu 2 Minuten Dauer.
B. Schmerz hat wenigstens 4 der folgenden Charakteristika:
  1. Einseitige Lokalisation.
  2. Auftreten im posterioren Bereich der Zunge, der Fossa tonsillaris, des Pharynx, neben dem Kieferwinkel oder im Ohr.
  3. Plötzlicher starker stechender oder brennender Schmerz.
  4. Sehr starke Schmerzintensität.
  5. Mit oder ohne einen Dauerschmerz zwischen den Paroxysmen und Zeichen einer Sensibilitätsstörung im Versorgungsgebiet des N. glossopharyngeus oder N. vagus.
C. Nachweis einer ursächlichen Läsion durch spezielle Untersuchungsmethoden oder Operation.

Okzipitalisneuralgie (G 52.80)

Diagnostische Kriterien
A. Der Schmerz wird im Versorgungsbereich des N. occipitalis major oder minor empfunden.
B. Der Schmerz ist stechend, ein dumpfer Schmerz kann auch zwischen den Paroxysmen anhalten.
C. Der betroffene Nerv ist druckschmerzhaft.
D. Die Beschwerden lassen sich durch Blockade des betroffenen Nervs zeitweise lindern.

Sonstige idiopathische Neuralgie der Hirnnerven (G 52.81)

Sonstige sekundäre Neuralgie der Hirnnerven (G 53.8*)

G 44.848 Anhaltende Schmerzen bei Krankheit eines Hirnnerven

Exkl.: Kopfschmerzen in Verbindung mit Hirnneuralgien (G 44.847)

Kompression oder Distorsion eines Hirnnervens (G 53) oder der zweiten oder dritten Zervikalwurzel (G 55)
(s. Abschnitt II für die dazugehörige vierte, fünfte und sechste Stelle)

Anhaltender Schmerz bei Krankheit eines Hirnnervens (G 97.8)

Diagnostische Kriterien
A. Schmerz im Versorgungsbereich eines oder mehrerer Hirnnerven und/oder der Nervenwurzeln C 2 und C 3 mit oder ohne Projektion in benachbarte Gebiete.
B. Nachweis einer relevanten Schädigung.
C. Der Schmerz beginnt in zeitlicher Beziehung mit dem Beginn der Hirnnervenläsion.
D. Bei erfolgreicher Behandlung der Läsion oder spontaner Remission bessert sich der Schmerz oder klingt völlig ab.

Neuritis optica/N.-opticus-Neuritis (H 46)

Diagnostische Kriterien
A. Der Schmerz wird hinter dem betroffenen Auge empfunden.
B. Störung des Sehvermögens durch zentrales oder parazentrales Skotom.
C. Eine exogene Läsion läßt sich ausschließen.

Diabetische Neuritis des N. oculomotorius (E 10–E 14 und G 53.88*)

Diagnostische Kriterien
A. Der Schmerz wird um das Auge der betroffenen Seite herum empfunden.
B. Der Schmerz tritt akut innerhalb weniger Stunden auf.
C. Partielle oder vollständige Lähmung des N. oculomotorius.
D. Der Patient leidet an Diabetes melitus.
E. Eine exogene Läsion läßt sich ausschließen.

G 44.85   Sonstige näher bezeichnete Syndrome mit Gesichts- oder Augenschmerzen

G 44.850 Tolosa-Hunt-Syndrom

Diagnostische Kriterien
A. Einzelne oder mehrere Episoden eines einseitigen Orbitalschmerzes, unbehandelt mit einer durchschnittlichen Dauer von 8 Wochen.

B. Parese eines oder mehrerer Hirnnerven der Gruppen III, IV und VI auf der betroffenen Seite zugleich mit dem Schmerz oder innerhalb 2 Wochen nach Schmerzbeginn.

C. Der Schmerz klingt innerhalb von 72 Stunden nach Beginn einer Therapie mit Kortikosteroiden ab.

D. Ausschluß anderer Ursachen durch bildgebende Verfahren und (nicht zwingend notwendig) Karotisangiographie.

G 44.851 Nacken-Zungen-Syndrom

Diagnostische Kriterien

A. Schmerz und Taubheit im Bereich des Versorgungsgebietes des N. lingualis und der zweiten Zervikalwurzel.

B. Auslösung durch plötzliche Drehungen des Kopfes.

G 44.88   Kopfschmerzen in Verbindung mit sonstigen Erkrankungen

G 44.880 Akuter posttraumatischer Kopfschmerz

Akuter posttraumatischer Kopfschmerz bei belangvollem Schädeltrauma und/oder entsprechenden Befunden (S 06) (s. Teil II für die dazugehörige vierte Stelle)

Exkl.: chronischer posttraumatischer Kopfschmerz

Diagnostische Kriterien

A. Der Schweregrad des Kopftraumas wird durch mindestens einen der folgenden Punkte dokumentiert:
   1. Bewußtlosigkeit
   2. Posttraumatische Amnesie für mehr als zehn Minuten
   3. Zumindestens 2 der folgenden Untersuchungsverfahren zeigen pathologische Besonderheiten auf:
      a. Klinisch-neurologische Untersuchung
      b. Röntgenaufnahme des Schädels
      c. Andere bildgebende Verfahren
      d. Evozierte Potentiale
      e. Liquoruntersuchung
      f. Vestibularisfunktionstest
      g. Neuropsychologische Untersuchungen

B. Die Kopfschmerzen treten innerhalb von 14 Tagen nach Wiedererlangung des Bewußtseins auf (oder nach dem Trauma, wenn keine Bewußtlosigkeit vorgelegen hat).

C. Die Kopfschmerzen klingen innerhalb von 8 Wochen nach Wiedererlangung des Bewußtseins ab (oder nach dem Trauma, wenn keine Bewußtlosigkeit vorgelegen hat).

Akuter posttraumatischer Kopfschmerz bei geringfügigem Schädeltrauma ohne belangvolle Befunde (S 09.9)

Diagnostische Kriterien
A. Kopftrauma, welches die Kriterien von G 44.880 A nicht erfüllt
B. Der Kopfschmerz tritt innerhalb von 14 Tagen nach der Verletzung auf.
C. Der Kopfschmerz klingt innerhalb von 8 Wochen nach der Verletzung ab.

G 44.881 Kopfschmerz bei einer primär nicht den Kopfbereich betreffenden Infektion (A 00–B 97)

Diagnostische Kriterien
A. Symptome und/oder Zeichen einer nicht primär den Kopfbereich betreffenden Infektion
B. Laborbefunde einer systemischen oder herdförmigen, nicht den Kopfbereich betreffenden Infektion.
C. Kopfschmerz als ein neues Symptom oder als neuer Typ tritt in Begleitung einer Infektion auf.
D. Der Kopfschmerz klingt innerhalb eines Monats nach erfolgreicher Behandlung oder Spontanheilung der Infektion ab.

G 44.882 Kopfschmerz bei Stoffwechselstörung

Diagnostische Kriterien
A. Symptome und/oder Zeichen einer Stoffwechselstörung.
B. Bestätigung durch Laboruntersuchungen, falls als Unterform aufgeführt.
C. Kopfschmerzintensität und/oder -häufigkeit ändern sich mit einer bestimmten zeitlichen Verzögerung entsprechend dem Verlauf der Stoffwechselstörung.
D. Der Kopfschmerz klingt innerhalb von 7 Tagen nach Normalisierung der Stoffwechselstörung ab.

bei Hypoxie
- Krankheit des Atmungssystems (J 00–J 99)
- Aufenthalt in großer Höhe/Höhenkopfschmerz (W 94)
- Schlaf-Apnoe-Syndrom (G 47.3)
- Hyperkapnie, Hyperventilation (R 06.4)
- Respiratorische Azidose (E 87.21)

Hypoglykämie (E 16)

Hämodialyse (Y 84.1)

R 51   Nichtklassifizierbarer Kopfschmerz

Nicht empfohlene Restkategorie

Teil II

Häufig gebrauchte ergänzende Abschnitte aus der ICD-10

Kapitel I	**Bestimmte infektiöse und parasitäre Krankheiten (A 00–B 99)**

A 01   **Typhus abdominalis und Paratyphus**

A 01.0+   Typhus abdominalis
              Typhoides Fieber bei Meningitis(G 01*)

A 02   **Sonstige Samonelleninfektionen**

A 02.2+   Lokalisierte Samonelleninfektionen
              Intrakranialer Abszeß durch Salmonellen (G 07*)
              Meningitis durch Salmonellen (G 01*)

A 06   **Amöbiasis**

A 06.6+   Hirnabszeß durch Amöben

A 17   **Tuberkulose des Nervensystems**

A 17.0+   Tuberkulöse Meningitis (G 01*)
A 17.1+   Meningeales Tuberkulom (G 07*)
A 17.8+   Sonstige Tuberkulose des Nervensystems
              Tuberkulom im Gehirn
              Tuberkulöser Abszeß des Gehirns

A 32   **Listeriose**

A 32.1+   Meningitis und Meningoenzephalitis durch Listerien
              (G 01*, bzw.. G 05.5*)
A 32.8   Sonstige Formen der Listeriose
              Zerebrale Arteriitis durch Listerien (I 68.1*)

A 39   **Meningokokkeninfektion**

A 39.0+   Meningokokkenmeningitis (G 01*)

A 87.-   **Virusmeningitis**

B 02   **Zoster (Herpes zoster)**

B 02.0+	Zoster-Enzephalitis (G 05.1*)
B 02.1+	Zoster-Meningitis (G 02.0*)
B 02.2+	Zoster mit Beteiligung anderer Abschnitte des Nervensystems
	Akute Trigeminusneurophatie bei Zoster (G 53.03*)
	Entzündung des Ganglion geniculi (G 53.02*)
	Trigeminusneuralgie nach Zoster (G 53.00*)

B 05   **Masern**

B 05.1   Masern, kompliziert durch Meningitis (G 02.0*)

B 06   **Röteln**

B 06.0+   Röteln mit neurologischen Komplikationen
    Meningitis durch Röteln (G 02.0*)

B 26   **Mumps**

B 26.1   Mumps-Meningitis (G 02.0*)

Kapitel II   Neubildungen (C 00–D 48)

C 69   **Bösartige Neubildung des Auges
und der Augenanhangsgebilde**

C 69.2   Retina
C 69.6   Orbita

C 70   **Bösartige Neubildungen der Meningen**

C 70.0   Hirnhäute

C 71   **Bösartige Neubildungen des Gehirns**

C 71.0   Zerebrum, ausgenommen Hirnlappen und Ventrikel
C 71.1   Frontallappen
C 71.2   Temporallappen
C 71.3   Parietallappen
C 71.4   Okzipitallapen
C 71.5   Hirnventrikel
C 71.6   Zerebellum
C 71.7   Hirnstamm, inkl. IV. Ventrikel
C 71.8   Gehirn, mehrere Teilbereiche überlappend

C 72   **Bösartige Neubildungen des Rückenmarks, der Hirnnerven
und anderer Teile des Zentralnervensystems**

C 72.2   N. olfactorius
C 72.3   N. opticus
C 72.4   N. vestibulocochlearis
C 72.5   Sonstige und nicht näher bezeichnete Hirnnerven
C 72.8   Gehirn und andere Teile des Zentralnervensystems,
mehrere Teilbereiche überlappend

C 74   **Bösartige Neubildung der Nebenniere**

C 74.1   Nebennierenmark
Phäochromozytom

C 75   **Bösartige Neubildungen sonstiger endokriner Drüsen
und verwandter Strukturen**

C 75.1   Hypophyse
C 75.3   Epiphyse (Glandula pinealis)

C 76   **Bösartige Neubildungen sonstiger
und ungenau bezeichneter Lokalisationen**

C 76.0   Kopf, Gesicht und Hals

C 79   **Sekundäre bösartige Neubildungen
an sonstigen Lokalisationen**

C 79.3   Sekundäre bösartige Neubildungen des Gehirns
und der Hirnhäute
C 79.4   Sekundäre bösartige Neubildungen sonstiger
und nicht näher bezeichneter Teile des Nervensystems
C 79.44 Hirnnerven [Garcin]

D 16   **Gutartige Neubildung des Knochens
und des Gelenkknorpels**

D 16.4   Knochen des Hirn- und Gesichtsschädels

D 31   **Gutartige Neubildung des Auges
und der Augenanhangsgebilde**

D 31.2   Retina
D 31.6   Orbita, nicht näher bezeichnet

D 32   **Gutartige Neubildung der Meningen**

D 32.0   Hirnhäute

D 33   **Gutartige Neubildung des Gehirns und anderer Teile des Zentralnervensystems**

D 33.0   Gehirn, supratentoriell
D 33.1   Gehirn, infratentoriell
D 33.2   Gehirn, nicht näher bezeichnet
D 33.3   Hirnnerven

D 35   **Gutartige Neubildung sonstiger und nicht näher bezeichneter endokriner Drüsen**

D 35.0   Nebenniere
          Phäochromozytom, gutartig
D 35.2   Hypophyse
D 35.4   Epiphyse (Glandula pinealis)

D 36   **Gutartige Neubildung an sonstigen und nicht näher bezeichneten Lokalisationen**

D 36.1   Periphere Nerven und autonomes Nervensystem
          Hirnnerven und Nervenwurzeln

D 42   **Neubildung unsicheren oder unbekannten Verhaltens der Meningen**

D 42.0   Hirnhäute

D 43   **Neubildung unsicheren oder unbekannten Verhaltens des Gehirns und des Zentralnervensystems**

D 43.0   Gehirn, supratentoriell
D 43.1   Gehirn, infratentoriell
D 43.2   Gehirn, nicht näher bezeichnet
D 43.3   Hirnnerven

D 44   **Neubildung unsicheren oder unbekannten Verhaltens der endokrinen Drüsen**

D 44.3   Hypophyse
D 44.5   Epiphyse (Glandula pinealis)

Kapitel III   **Krankheiten des Blutes und der blutbildenden Organe sowie bestimmte Störungen mit Beteiligung des Immunsystems (D 50–D 89)**

D 86   Sarkoidose
D 86.8   Sarkoidose an sonstigen oder kombinierten Lokalisationen
          Sarkoidose des Nervensystems

Kapitel IV   Endokrine, Ernährungs- und Stoffwechselkrankheiten (E 00–E 90)

E 10   **Insulinabhängiger Diabetes mellitus**

E 15   **Hypoglykämisches Koma, nichtdiabetisch**

E 84   **Zystische Fibrose**

             Mukoviszidose
E 84.0   Zystische Fibrose mit Lungenmanifestationen

E 87   **Sonstige Störungen des Wasser- und Elektrolythaushaltes sowie des Säure-Basen-Gleichgewichts**

E 87.2   Azidose
             E 87.20 Metabolische Azidose
             E 87.21 Respiratorische Azidose

Kapitel V   Psychische und Verhaltensstörungen (F 00–F 99)

F 07   **Persönlichkeits- und Verhaltensstörung aufgrund einer Krankheit, Schädigung oder Funktionsstörung des Gehirns**

F 07.2   Organisches Psychosyndrom nach Schädel-Hirn-Trauma.
             Das Syndrom folgt einem Schädeltrauma, das meist schwer genug ist, um zu Bewußtlosigkeit zu führen. Es besteht aus einer Reihe verschiedenartiger Symptome, wie Kopfschmerzen, Schwindel, Erschöpfung, Reizbarkeit, Schwierigkeiten bei Konzentration und geistigen Leistungen, Gedächtnisstörungen, Schlafstörungen und verminderter Belastungsfähigkeit für Streß, emotionale Reize oder Alkohol.

F 10   **Psychische und Verhaltensstörung durch Alkohol**

F 11   **Psychische und Verhaltensstörung durch Opioide**

F 12   **Psychische und Verhaltensstörung durch Cannabinoide**

F 13   **Psychische und Verhaltensstörung durch Sedativa oder Hypnotika**

F 14   **Psychische und Verhaltensstörung durch Kokain**

F 15   **Psychische und Verhaltensstörung durch andere Stimulanzien einschließlich Koffein**

F 16	**Psychische und Verhaltensstörung durch Halluzinogene**

F 17   **Psychische und Verhaltensstörung durch Tabak**

F 18   **Psychische und Verhaltensstörung durch flüchtige Lösungsmittel**

F 19   **Psychische und Verhaltensstörung durch multiplen Substanzgebrauch und Konsum anderer psychotroper Substanzen**

*Die folgenden .4 Stellen sind bei den Kategorien F 10–F 19 zu benutzen:

.0 Akute Intoxikation
.1 Schädlicher Gebrauch
.2 Abhängigkeitssyndrom
.3 Entzugssyndrom
.4 Entzugssyndrom mit Delir
.5 Psychotische Störung
.6 Amnestisches Syndrom
.7 Restzustand und verzögert auftretende psychotische Störung
.8 Sonstige durch Alkohol oder psychotrope Substanzen bedingte psychische und Verhaltensstörungen
.9 Nicht näher bezeichnete durch Alkohol oder psychotrope Substanzen bedingte psychische oder Verhaltensstörung

F 31.-   **Bipolare affektive Störung**

Hierbei handelt es sich um eine Störung, die durch wenigstens zwei Episoden charakterisiert ist, in denen Stimmung und Aktivitätsniveau des Betroffenen deutlich gestört sind. Diese Störung besteht einmal in gehobener Stimmung, vermehrtem Antrieb und Aktivität (Manie oder Hypomanie), dann wieder in einer Stimmungssenkung und vermindertem Antrieb und Aktivität (Depression).
Manisch-depressive Störung

F 32   **Depressive Episode**

Bei den typischen leichten (F 32.0), mittelgradigen (F 32.1) oder schweren (F 32.2 und F 32.3) Episoden leidet der betroffene Patient unter einer gedrückten Stimmung und einer Verminderung von Antrieb und Aktivität. Die Fähigkeit zu Freude, das Interesse und die Konzentration sind vermindert. Ausgeprägte Müdigkeit kann nach jeder kleinsten Anstrengung auftreten. Der Schlaf ist meist gestört, der Appetit vermindert. Selbstwertgefühl und Selbstvertrauen sind fast immer beeinträchtigt. Sogar bei der leichten Form kommen Schuldgefühle oder Gedanken über eigene Wertlosigkeit vor. Die gedrückte Stimmung verändert sich von Tag zu Tag wenig, reagiert nicht auf Lebensumstände und kann von sogenannten somatischen Symptomen begleitet werden, wie Interessenverlust, Verlust der Freude, Früherwachen, Morgentief, deutliche psychomotorische Hemmung, Agitiertheit, Appetitverlust, Gewichtsverlust und Libidoverlust. Abhängig von Anzahl und Schwere der Symptome ist eine depressive Episode als leicht, mittelgradig oder schwer zu bezeichnen.

F 32.0   Leichte depressive Episode

Gewöhnlich sind mindestens zwei oder drei der oben genannten Symptome vorhanden. Der betroffene Patient ist im allgemeinen davon beeinträchtigt, aber oft in der Lage, die meisten Aktivitäten fortzusetzen.

F 32.1   Mittelgradige depressive Episode

Gewöhnlich sind vier oder mehr der oben genannten Symptome vorhanden und der betroffene Patient hat meist große Schwierigkeiten, alltägliche Aktivitäten fortzusetzen.

F 32.2   Schwere depressive Episode ohne psychotische Symptome

Eine depressive Episode mit mehreren oben angegebenen quälenden Symptomen. Typischerweise bestehen ein Verlust des Selbstwertgefühls und Gefühle von Wertlosigkeit und Schuld. Suizidgedanken und -handlungen sind häufig und meist liegen einige somatische Symptome vor.

Einzelne Episode einer agitierten Depression
Einzelne Episode einer majoren Depression ohne psychotische Symptome
Einzelne Episode einer vitale Depression ohne psychotische Symptome

F 32.3   Schwere depressive Episode mit psychotischen Symptomen

Eine depressive Episode, wie F 32.2 beschrieben, bei der aber Hallizinationen, Wahnideen, psychomotorische Hemmung oder ein Stupor so schwer ausgeprägt sind, daß alltäglich soziale Aktivitäten unmöglich sind, und Lebensgefahr und Suizid und mangelnde Flüssigkeits- oder Nahrungsaufnahme bestehen kann. Halluzinationen und Wahn können, müssen aber nicht syntym sein.

Major Depression mit psychotischen Symptomen
Psychogene depressive Psychose
Psychotische Depression
Reaktive depressive Psychose

F 32.8   **Sonstige depressive Episoden**

Atypische Depression
Einzelne Episoden der „larvierten" Depression o.n.A.

F 33.-   **Rezidivierende depressive Störung**

Hierbei handelt es sich um eine Störung, die durch wiederholte depressive Episoden (F 32.-) charakterisiert ist.

F 34   **Anhaltende affektive Störungen**

F 34.1   Dysthymia
Hierbei handelt es sich um eine chronische, wenigstens mehrere Jahre andauernde depressive Verstimmung, die weder schwer noch hinsichtlich einzelner Episoden anhaltend genug ist, um die Kriterien einer schweren, mittelgradigen oder leichten rezidivierenden depressiven Störung zu erfüllen.

F 45   **Somatoforme Störungen**

Das Charakteristikum ist die wiederholte Darbietung körperlicher Symptome in Verbindung mit hartnäckigen Forderungen nach medizinischen Untersuchungen trotz wiederholter negativer Ergebnisse und Versicherung der Ärzte, daß die Symptome nicht körperlich begründbar sind. Wenn somatische Störungen vorhanden sind, erklären sie nicht die Art und das Ausmaß der Symptome, das Leiden und die innerliche Beteiligung des Patienten.

F 45.0   **Somatisierungsstörung**

Charakteristisch sind multiple, wiederholt auftretende und häufig wechselnde körperliche Symptome, die wenigstens zwei Jahren bestehen. Die meisten Patienten haben eine lange und komplizierte Patientenkarriere hinter sich, sowohl in der Primärversorgung als auch in spezialisierten medizinischen Einrichtungen, wo viele negative Untersuchungen und ergebnislose explorative Operationen durchgeführt sein können. Die Symptome können sich auf jeden Körperteil oder jedes System des Körpers beziehen. Der Verlauf der Störung ist chronisch und fluktuierend und häufig mit einer langdauernden Störung des sozialen, interpersonalen und familiären Verhaltens verbunden. Eine kurzdauernde (weniger als 2 Jahre) und weniger auffallende Symptomatik wird besser unter F 45.1 klassifiziert.
Multiple psychosomatische Störung

F 45.1   **Undifferenzierte Somatisierungsstörung**

Wenn die körperlichen Beschwerden zahlreich, unterschiedlich und hartnäckig sind, aber das vollständige und typische klinische Bild einer Somatisierungsstörung nicht erfüllt ist, ist die Diagnose undifferenzierte Somatisierungsstörung zu erwägen.

F 45.2   **Hypochondrische Störung**

Vorherrschendes Kennzeichen ist eine beharrliche Beschäftigung mit der Möglichkeit, an einer oder mehreren schweren und fortschreitenden körperlichen Krankheiten zu leiden. Die Patienten manifestieren anhaltende körperliche Beschwerden oder anhaltende Beschäftigung mit ihren körperlichen Phänomenen. Normale oder allgemeine Körperwahrnehmungen und Symptome werden von dem betreffenden Patienten oft als abnorm und belastend interpretiert und die Aufmerksamkeit meist auf nur ein oder zwei Organe oder Organsysteme des Körpers fokussiert. Depression und Angst finden sich häufig und können dann zusätzliche Diagnosen rechtfertigen.

F 45.3   **Somatoforme autonome Funktionsstörung**

Psychogene Hyperventilation

F 45.4   **Anhaltende somatoforme Schmerzstörung**

Die vorherrschende Beschwerde ist ein andauernder, schwerer und quälender Schmerz, der durch einen physiologischen Prozeß oder eine körperliche Störung nicht vollständig erklärt werden kann. Er tritt in Verbindung mit emotionalen Konflikten oder psychosozialen Belastungen auf, die schwerwiegend genug sein sollten, um als entscheidende ursächliche Faktoren gelten zu können. Die Folge ist meist eine beträchtlich gesteigerte persönliche oder medizinische Hilfe und Unterstützung.

Psychogene Kopfschmerzen

F 48   **Andere neurotische Störungen**

Neurasthenie

Im Erscheinungsbild zeigen sich beträchtliche kulturelle Unterschiede. Zwei Hauptformen überschneiden sich beträchtlich. Bei einer Form ist das Hauptcharakteristikum die Klage über vermehrte Müdigkeit nach geistigen Anstrengungen, häufig verbunden mit abnehmender Arbeitsleistung oder Effektivität bei der Bewältigung täglicher Aufgaben. Bei der anderen Form liegt das Schwergewicht auf Gefühlen körperlicher Schwäche und Erschöpfung nach nur geringer Anstrengung, begleitet von muskulären und anderen Schmerzen und der Unfähigkeit, sich zu entspannen. Bei beiden Formen finden sich eine ganze Reihe von anderen unangenehmen körperlichen Empfindungen wie Schwindelgefühlen, Spannungskopfschmerz und allgemeine Unsicherheit.

Soll eine vorausgegangene Krankheit angegeben werde, ist eine zusätzliche Schlüsselnummer zu benutzen.

Unwohlsein und Ermüdung

F 54 Psychologische Faktoren oder Verhaltensfaktoren bei anderenorts klassifizierten Krankheiten

Diese Kategorie sollte verwendet werden, um psychische Faktoren und Verhaltenseinflüsse zu erfassen, die eine wesentliche Rolle in der Ätiologie körperlicher Krankheiten spielen, die in anderen Kapiteln der ICD-10 klassifiziert werden. Die sich hierbei ergebenden psychischen Störungen sind meist leicht, oft langanhaltend (wie Sorgen, emotionale Konflikte, ängstliche Erwartung) und rechtfertigen nicht die Zuordnung zu einer der anderen Kategorien des Kapitels V.

Psychische Faktoren, die körperliche Störungen bewirken Soll eine vorausgegangene Krankheit angegeben werde, ist eine zusätzliche Schlüsselnummer zu benutzen.

Exkl.: Spannungskopfschmerz (G 44.2).

F 55 Mißbrauch von nichtabhängigkeitserzeugenden Substanzen

Eine große Zahl von Arzneimitteln und Naturheilmitteln können mißbraucht werden. Die wichtigsten Gruppen sind: 1. Psychotrope Substanzen, die keine Abhängigkeit hervorrufen, z. B. Antidepressiva, 2. Laxanzien, 3. Analgetika, die ohne ärztliche Verordnung erworben werden können, z. B. Aspirin und Paracetamol.

Der anhaltende Gebrauch dieser Substanzen ist oft mit unnötigen Kontakten mit medizinischen und anderen Hilfseinrichtungen verbunden und manchmal von schädlichen körperlichen Auswirkungen der Substanzen begleitet. Der Versuch, den Gebrauch der Substanz entgegenzusteuern oder ihn zu verbieten, stößt oft auf Widerstand. Bei Laxanzien und Analgetika führt der Mißbrauch trotz Warnungen vor oder sogar trotz der Entwicklung derselben zu körperlichen Schäden, wie Nierenfunktions- oder Elektrolytstörungen. Obwohl die betreffende Person ein starkes Verlangen nach der Substanz hat, entwickeln sich keine Abhängigkeits- bzw. Entzugssymptome wie bei den unter F 10–F 19 klassifizierten psychotropen Substanzen.

Exkl.: Mißbrauch psychotroper Substanzen (F 10–F 19).

F 55.0   Antidepressiva
F 55.1   Laxanzien
F 55.2   Analgetika
F 55.3   Antazida
F 55.4   Vitamine
F 55.5   Steroide oder Hormone
F 55.6   Bestimmte Pflanzen- oder Naturheilmittel
F 55.8   Sonstige nicht abhängigkeitserzeugende Substanzen
F 55.9   Nicht näher bezeichnete Substanzen

F 68   Andere Persönlichkeits- und Verhaltensstörungen

F 68.0   Entwicklung körperlicher Symptome aus psychischen Gründen
Körperliche Symptome, vereinbar mit und ursprünglich verursacht durch eine belegbare körperliche Störung, Krankheit oder Behinderung werden wegen des psychischen Zustandes des Betroffenen aggraviert oder halten länger an. Der Patient ist meist durch seine Schmerzen oder die Behinderung beeinträchtigt; sie wird beherrscht von mitunter möglicherweise berechtigten Sorgen über längerdauernde oder zunehmende Behinderung oder Schmerzen.
Rentenneurose

F 68.1   Artifizielle Störung (absichtliches Erzeugen oder Vortäuschen von körperlichen oder psychischen Symptomen oder Behinderungen)
Der betroffene Patient täuscht Symptome wiederholt ohne einleuchtenden Grund vor und kann sich sogar, um Symptome oder klinische Zeichen hervorzurufen, absichtlich selbst beschädigen. Die Motivation ist unklar, vermutlich besteht das Ziel, die Krankheitsrolle einzunehmen. Die Störung ist oft mit deutlichen Persönlichkeits- und Beziehungsstörungen kombiniert.
Hospital-hopper-Syndrom
Münchhausen-Syndrom
Durch Institutionen wandernder Patient („peregrinating patient")
Exkl.: Vortäuschung von Krankheit (mit offensichtlicher Motivation)

Kapitel VI   Krankheiten des Nervensystems (G 00–G 99)

G 00   **Bakterielle Meninitis, anderenorts nicht klassifiziert**

G 00.0   Meningitis durch Haemophilus influenzae
G 00.1   Pneumokokkenmeningitis
G 00.2   Streptokokkenmeningitis
G 00.3   Staphylokokkenmeningitis
G 00.8   Sonstige bakterielle Meningitis

G 01*   **Meningitis bei anderenorts klassifizierten
bakteriellen Krankheiten**

G 02*   **Meningitis bei sonstigen anderenorts klassifizierten
infektiösen und parasitären Krankheiten**

G 02.0*   Meningitis bei anderenorts klassifizierten Viruskrankheiten
G 02.1*   Meningitis bei Mykosen
G 02.8*   Meningitis bei sonstigen näherbezeichneten anderenorts
klassifizierten infektiösen und parasitären Krankheiten

G 03   **Meningitis durch sonstige nicht näher bezeichnete
Ursachen**

G 03.8   Meningitis durch sonstige näher bezeichnete Ursachen

G 04   **Enzephalitis, Myelitis und Enzephalomyelitis**

G 05*   **Enzephalitis, Myelitis und Enzephalomyelitis
bei anderenorts klassifizierten Krankheiten**

G 06   **Intrakranielle und intraspinale Abszesse und Granulome**

G 06.0   Intrakranieller Abszeß und intrakranielles Granulom
G 06.2   Extraduraler und subduraler Abszeß, nicht näher bezeichnet

G 07*   **Intrakranielle und intraspinale Abszesse und Granulome
bei anderenorts klassifizierten Krankheiten**

G 08   **Intrakranielle und intraspinale Phlebitis
und Thrombophlebitis**

G 09   **Folgen entzündlicher Krankheiten
des Zentralnervensystems**

G 35   **Multiple Sklerose**

G 43   **Migräne**

G 44   **Sonstige Kopfschmerzsyndrome**

G 45   **Zerebrale transitorische ischämische Attacken und verwandte Syndrome**

G 45.0   Arteria-vertebralis-Syndrom mit Basilaris-Symptomatik
G 45.1   Arteria-carotis-interna-Syndrom (halbseitig)
G 45.2   Multiple und bilaterale Syndrome der extrazerebralen hirnversorgenden Arterien
G 45.3   Amaurosis fugax
G 45.8   Sonstige zerebrale transitorische ischämische Attacken und verwandte Syndrome
G 45.9   Zerebrale transitorische ischämische Attacke, nicht näher bezeichnet

G 46*   **Zerebrale Gefäßsyndrome bei zerebrovaskulären Krankheiten (I 63.3+, I 63.4+, I 63.5+)**

Die folgenden 6. Stellen geben die Seite der Störung an:
.xx0 links
.xx1 rechts
.xx2 links und rechts (symmetrisch)

G 46.0*   Arteria-cerebri-media-Syndrom
G 46.1*   Arteria-cerebri-anterior-Syndrom
G 46.2*   Arteria-cerebri-posterior-Syndrom
     G 46.21* Tiefes Arteria-cerebri-posterior-Syndrom
         Thalamus-Syndrom
G 46.3*   Hirnstammsyndrom
G 46.4*   Kleinhirnsyndrom
G 46.5*   Rein motorisches lakunäres Syndrom
G 46.6*   Rein senosrisches lakunäres Syndrom
G 46.7*   Sonstige lakunäre Syndrome
G 46.8*   Sonstige Syndrome der Hirngefäße bei zerebrovaskulären Krankheiten

G 47   **Schlafstörungen**

G 47.0   Ein- und Durchschlafstörungen
     Insomnie
     Hyposomnie
G 47.1   Krankhaft gesteigertes Schlafbedürfnis
     Hypersomnie
G 47.2   Störungen des Schlaf-Wach-Rhythmus
G 47.3   Schlafapnoe
G 47.4   Narkolepsie und Kataplexie
G 47.8   Sonstige Schlafstörungen
G 47.9   Schlafstörungen, nicht näher bezeichnet

G 50   **Krankheiten des N. trigeminus**

G 50.0   Trigeminusneuralgie
                         G 50.00 Idiopathische Trigeminusneuralgie
                         G 50.09 Sekundäre Trigeminusneuralgie, nicht näher bezeichnet
G 50.1   Atypischer Gesichtsschmerz

G 51   **Krankheiten des N. facialis**

G 51.8   Sonstige Krankheiten des N. facialis
                         G 51.80 Neuralgie des N. intermedius

G 52   **Krankheiten sonstiger Hirnnerven**

G 52.1   Krankheiten des N. glossopharyngeus
                         G 52.10 Idiopathische Neuralgie des N. glossopharyngeus
G 52.2   Krankheiten des N. vagus
                         G 52.20 Neuralgie des N. laryngeus superior
G 52.8   Krankheiten sonstiger näher bezeichneter Hirnnerven
                         G 52.80 Okzipitale Neuralgie
                         G 52.81 Sonstige idiopathische kranielle Neuralgie

G 53*   **Krankheiten der Hirnnerven bei anderenorts klassifizierten Krankheiten**

G 53.0   Neuralgie nach Zoster (B 02.2+)
                         G 53.00 Postzosteriesche Trigeminusneuralgie
                         G 53.01 Postzosterische Glossopharyngeusneuralgie
G 53.8*   Sonstige Krankheiten der Hirnnerven bei sonstigen anderenorts klassifizierten Krankheiten
                         G 53.80* Sonstige Krankheiten des N. trigeminus (V. Hirnnerv) bei sonstigen anderenorts klassifizierten Krankheiten
                                 G 53.800* Sekundäre Trigeminusneuralgie
                         G 53.82* Sonstige Krankheiten des N. glossopharyngeus (IX. Hirnnerv) bei sonstigen anderenorts klassifizierten Krankheiten
                                 G 53.820* Sekundäre Glossopharyngeusneuralgie
                         G 53.84* Sonstige Krankheiten des N. vagus (X. Hirnnerv) bei sonstigen anderenorts klassifizierten Krankheiten
                                 G 53.840* Sekundäre Neuralgie des N. vagus
                         G 53.87* Sonstige Krankheiten mehrerer Hirnnerven bei sonstigen anderenorts klassifizierten Krankheiten
                                 G 53.870* Sekundäre Neuralgie mehrerer Hirnnerven
                         G 53.88* Sonstige Krankheiten der Hirnnerven bei sonstigen anderenorts klassifizierten Krankheiten
                                 G 53.880* Sonstige sekundäre Neuralgie der Hirnnerven

G 54   **Krankheiten von Nervenwurzeln und Nervenplexus**

G 54.2   Läsionen der Zervikalwurzeln, anderenorts nicht klassifiziert

G 55*   **Kompression von Nervenwurzeln und Nervenplexus bei anderenorts klassifizierten Krankheiten**

Die folgenden 5. und 6. Stellen geben die Lokalisation der Störung an:
G 55.x00 Erste Zervikalwurzel
G 55.x01 Zweite Zervikalwurzel
G 55.x02 Dritte Zervikalwurzel

G 55.0*   Kompression von Nervenwurzeln und Nervenplexus bei Neubildungen (C 00–D 48+)

G 55.1*   Kompression von Nervenwurzeln und Nervenplexus bei Bandscheibenschäden (M 50+, M 51+)

G 55.2*   Kompression von Nervenwurzeln und Nervenplexus bei Spondylose (M 47.-+)

G 55.3*   Kompression von Nervenwurzeln und Nervenplexus bei sonstigen Krankheiten der Wirbelsäule und des Rückens (M 45+, M 46+, M 48+, M 53+, M 54+)

G 55.8*   Kompression von Nervenwurzeln und Nervenplexus bei sonstigen anderenorts klassifizierten Krankheiten

G 91   **Hydrozephalus**

G 91.0   Hydrocephalus communicans
G 91.1   Hydrocephalus occlusus
G 91.3   Posttraumatischer Hydrozephalus
G 91.8   Sonstiger Hydrozephalus
           Überdruck – Hydrozephalus

G 93   **Sonstige Krankheiten des Gehirns**

G 93.2   Gutartige intrakranielle Drucksteigerung
G 93.3   Postvirales Ermüdungssysndrom
G 93.5   Compressio cerebri

G 94*   **Sonstige Krankheiten des Gehirns bei anderenorts klassifizierten Krankheiten**

G 94.0*   Hydrozephalus bei anderenorts klassifizierten infektiösen und parasitären Krankheiten (A 00–B 99+)
G 94.1*   Hydrozephalus bei Neubildungen (C 00–D 48+)
G 94.2*   Hydrozephalus bei sonstigen anderenorts klassifizierten Krankheiten

G 96   **Sonstige Krankheiten des Zentralnervensystems**

G 96.0   Austritt von Liquor cerebrospinalis
          G 96.00 Rhinorrhö
          G 96.01 Otorrhö

G 97   **Krankheiten des Nervensystems nach medizinischen Maßnahmen, anderenorts nicht klassifiziert**

G 97.0   Austritt von Liquor cerebrospinalis durch Lumbalpunktion
          Kopfschmerz durch Lumbalpunktion
G 97.2   Intrakranielle Druckminderung nach ventrikulärem Shunt
G 97.8   Sonstige Krankheiten des Nervensystems nach medizinischen Maßnahmen
          Postoperative chronische Schmerzen nach Nervenschädigung

Kapitel VII   **Krankheiten des Auges und der Augenanhangsgebilde (H 00–H 59)**

H 40   **Glaukom**

H 46   **Neuritis optica**

Retrobuläre Neuritis o.n.A

H 48*   **Affektionen des N. opticus (II. Hirnnerv) und der Sehbahn bei anderenorts klassifizierten Krankheiten**

H 48.1*   Retrobuläre Neuritis bei anderenorts klassifizierten Krankheiten

H 49   **Strabismus paralyticus**

H 49.0   Lähmung des N. oculomotorius (III. Hirnnerv)
H 49.1   Lähmung des N. trochlearis (IV. Hirnnerv)
H 49.2   Lähmung des N. abducens (Vi. Hirnnerv)
H 49.8   Sonstiger Stabismus paralyticus
          Ophthalmoplegia externa, o.n.A.
H 49.9   Stabismus paralyticus, nicht näher bezeichnet

H 50   **Sonstiger Stabismus**

H 50.3   Intermittierender Strabismus concomitans
H 50.4   Sonstige und nicht näher bezeichneter Strabismus concomitans
H 50.5   Heterophorie

H 52   **Akkommodationsstörungen und Refraktionsfehler**

H 52.0   Hypermetropie
H 52.2   Astigmatismus
H 52.4   Presbyopie
H 52.6   Sonstige Refraktionsfehler
                  Tragen falscher Brillengläser
H 52.7   Refraktionsfehler, nicht näher bezeichnet

H 57   **Sonstige Affektionen des Auges und der Augenanhangsgebilde**

H 57.1   Augenschmerzen

H 58*   **Sonstige Affektionen des Auges und der Augenanhangsgebilde bei anderenorts klassifizierten Krankheiten**

H 58.1*   Sehstörungen bei anderenorts klassifizierten Krankheiten
H 58.8*   Sonstige näher bezeichnete Affektionen der Augen und der Augenanhangsgebilde bei anderenorts klassifizierten Krankheiten

Kapitel VIII   **Krankheiten des Ohres und des Warzenfortsatzes (H 60–H 95)**

H 60   **Otitis externa**

H 61   **Sonstige Krankheiten des äußeren Ohres**

H 62*   **Krankheiten des äußeren Ohres bei anderenorts klassifizierten Krankheiten**

H 65   **Nichteitrige Otitis media**

H 66   **Eitrige und nicht näher bezeichnete Otitis media**

H 68   **Entzündung und Verschluß der Tuba auditiva**

H 69   **Sonstige Krankheiten der Tuba auditiva**

H 70   **Mastoiditis und verwandte Zustände**

H 71   **Cholesteatom des Mittelohres**

H 75*   **Sonstige Krankheiten des Mittelohres und des Warzenfortsatzes bei anderenorts klassifizierten Krankheiten**

H 92	**Otalgie und Erguß im Ohr**
H 92.0	Otalgie

Kapitel IX   Krankheiten des Kreislaufsystems (I)

I 10	**Essentielle (primäre) Hypertonie**
I 15	Sekundäre Hypertonie
I 15.0	Renovaskuläre Hypertonie
I 15.1	Hypertonie als Folge von sonstigen Nierenkrankheiten
I 15.2	Hypertonie als Folge von endokrinen Krankheiten
I 15.8	Sonstige sekundäre Hypertonie
I 15.9	Sekundäre Hypertonie, nicht näher bezeichnet
I 60	**Subarachnoidalblutung**
I 61	**Intrazerebrale Blutung**
I 62	**Sonstige nichttraumatische intrakranielle Blutung**
I 62.0	Subdurale Blutung, (akut) (nichttraumatisch)
I 62.1	Nichttraumatische extradurale Blutung
I 62.9	Intrakranielle Blutung (nichttraumatisch), nicht näher bezeichnet
I 63	**Hirninfarkt**
I 63.0	Hirninfarkt durch Thrombose der extrakraniellen hirnversorgenden Arterien
I 63.1	Hirninfarkt durch Embolie der extrakraniellen hirnversorgenden Arterien
I 63.2	Hirninfarkt durch nicht näher bezeichneten Verschluß oder Stenose der extrakraniellen hirnversorgenden Arterien
I 63.3	Hirninfarkt durch Thrombose intrakranieller Arterien
I 63.4	Hirninfarkt durch Embolie intrakranieller Arterien
I 63.5	Hirninfarkt durch nicht näher bezeichneten Verschluß oder Stenose intrakranieller Arterien
I 63.6	Hirninfarkt durch Thrombose der Hirnvenen, nicht eitrig
I 63.8	Sonstiger Hirninfarkt
I 63.9	Hirninfarkt, nicht näher bezeichnet
I 64	**Schlaganfall, nicht als Blutung oder Infarkt bezeichnet**
I 65	**Verschluß und Stenose der extrakraniellen hirnversorgenden Arterien ohne resultierenden Hirninfarkt**
I 65.0	Verschluß und Stenose der A. vertebralis
I 65.2	Verschluß und Stenose der A. carotis

I 66	**Verschluß und Stenose intrakranieller Arterien ohne resultierenden Hirninfarkt**

I 67	**Sonstige zerebrovaskuläre Krankheiten**
I 67.0	Dissektion intrakranieller Arterien, nichtrupturiert
I 67.1	Zerebrales Aneurysma, nichtrupturiert
I 67.2	Zerebrale Hirnarteriosklerose
I 67.6	Nichteitrige Thrombose des intrakraniellen Venensystems
I 67.7	Zerebrale Arteriitis, anderenorts nicht klassifiziert

I 68*	**Zerebrovaskuläre Störungen bei anderenorts klassifizierten Krankheiten**
I 68.1*	Zerebrale Arteriitis bei anderenorts klassifizierten infektiösen und parasitären Krankheiten
I 68.2*	Zerebrale Arteriitis bei sonstigen anderenorts klassifizierten Krankheiten 　　Zerebrale Arteriitis bei Sarkoidose (D 86.8+)

I 69	**Folgen einer zerebrovaskulären Krankheit**

Hinweis: Soll bei einer anderenorts klassifizierten Störung angegeben werden, daß sie Folge eines unter I 60-I 67 aufgeführten Zustandes ist, so ist (statt einer Schlüsselnummer aus I 60-I 67) die vorliegende Kategorie zu verwenden. Zu den „Folgen" zählen Krankheitszustände, die als Folge oder Spätfolgen bezeichnet sind oder die ein Jahr oder länger seit Beginn des verursachenden Leidens bestehen.

I 97	**Kreislaufkomplikationen nach medizinischen Maßnahmen, anderenorts nicht klassifiziert**
I 97.8	Sonstige Kreislaufkomplikationen nach medizinischen Maßnahmen, anderenorts nicht klassifiziert 　　Postendarterektomie-Syndrom

Kapitel X	**Krankheiten des Atmungssystems (J)**

J 01	**Akute Sinusitis**
J 01.0	Akute Sinusitis maxillaris
J 01.1	Akute Sinusitis frontalis
J 01.2	Akute Sinusitis ethmoidalis
J 01.3	Akute Sinusitis sphenoidalis
J 01.4	Akute Pansinusitis
J 01.5	Sonstige akute Sinusits

| | Akute Sinusitis mit Beteiligung von mehr als einer Nasen-nebenhöhle, ausgenommen Pansinusitis |
| J 01.9 | Akute Sinusitis, nicht näher bezeichnet |

J 10.-   **Grippe durch nachgewiesene Influenzaviren**

J 11.-   **Grippe, Viren nicht nachgewiesen**

J 12.-   **Viruspneumonie, anderenorts nicht klassifiziert**

J 13   **Pneumonie durch Streptococcus pneumoniae**

J 14   **Pneumonie durch Haemophilus influenzae**

J 15.-   **Pneumonie durch Bakterien, anderenorts nicht klassifiziert**

J 16.-   **Pneumonie durch sonstige Infektionerreger, anderenorts nicht klassifiziert**

J 17.-*   **Pneumonie bei anderenorts klassifizierten Krankheiten**

J 18.-   **Pneumonie, Erreger nicht näher bezeichnet**

J 20.-   **Akute Bronchitis**

J 21.-   **Akute Brionchiolitis**

J 22   **Akute Infektion der unteren Atemwege, nicht näher bezeichnet**

J 32.-   **Chronische Sinusitis**

J 34   **Sonstige Krankheiten der Nase und der Nasennebenhöhlen**

| J 34.2 | Nasenseptumdeviation |
| J 34.3 | Hypertrophie der Nasenmuscheln Atrophie der Nasennebenhöhlenschleimhäute |

J 40   **Bronchitis, nicht als akut oder chronisch bezeichnet**

J 41.-   **Einfache und schleimig-eitrige chronische Bronchitis**

J 42   **Nicht näher bezeichnete chronische Bronchitis**

J 43.-   **Emphysem**

J 44.-	**Sonstige chronische obstruktive Lungenkrankheit**
J 45.-	**Asthma bronchiale**
J 46	**Status asthmaticus**
J 47	**Bronchiektasen**
J 60	**Kohlenbergarbeiter- Pneumokoniose**
J 61	**Pneumokoniose durch Asbest und sonstige anorganische Fasern**
J 62.-	**Pneumokoniose durch Quarzstaub**
J 63.-	**Pneumokoniose durch sonstige anorganische Stäube**
J 64	**Nicht näher bezeichnete Pneumokoniose**
J 65	**Pneumokoniose in Verbindung mit Tuberkulose**
J 66.-	**Krankheit der Atemwege durch spezifischen organischen Staub**
J 67.-	**Allergische Alveolitis durch organischen Staub**
J 68.-	**Krankheiten der Atmungsorgane durch Einatmen von chemischen Substanzen, Gasen, Rauch und Dämpfen**
J 70-	**Krankheiten der Atmungsorgane durch sonstige exogene Substanzen**
J 80	**Atemnotsyndroms des Erwachsenen (ARDS)**
J 81	**Lungenödem**
J 82	**Eosinophiles Lungeninfiltrat, anderenorts nicht klassifiziert**
J 84.-	**Sonstige interstitielle Lungenkrankheiten**
J 95	**Krankheiten der Atemwege nach medizinischen Maßnahmen, anderenorts nicht klassifiziert**
J 95.3	Chronische pulmonale Insuffizienz nach Operation
J 96.-	**Respiratorische Insuffizienz, anderenorts nicht klassifiziert**

J 98.-	**Sonstige Krankheiten der Atmemwege**
J 99.-*	**Krankheiten der Atemwege bei anderenorts klassifizierten Krankheiten**

Kapitel XI   Krankheiten der Mundhöhle, der Speicheldrüsen und der Kiefer (K 00–K 14)

K 01   **Retinierte und impaktierte Zähne**

Exkl.: Retinierte und impaktierte Zähne mit abnormer Stellung der betreffenden oder der benachbarten Zähne (K 07.3)

K 01.0   Retinierte Zähne

Bei einem retinierten Zahn ist kein Zahndurchbruch erfolgt, obwohl keine Behinderung durch einen anderen Zahn vorlag.

K 01.1   Impaktierte Zähne

Bei einem impaktierten Zahn ist wegen einer Behinderung durch einen anderen Zahn kein Zahndurchbruch erfolgt.

K 04.-   **Krankheiten der Pulpa und des periapikalen Gewebes**

K 05   **Gingivitis und Krankheiten des Parodonts**

K 05.2	Akute Parodontitis
K 05.3	Chronische Parodontitis
K 05.4	Paradontose

K 07   **Dentofaziale Anomalien (einschließlich fehlerhafter Okklusion)**

K 07.3   Zahnstellungsanomalien

Exkl.: Impaktierte oder retinierte Zähne ohne abnorme Stellung

K 07.4	Fehlerhafte Okklusion, nicht näher bezeichnet
K 07.6	Krankheiten des Kiefergelenkes

Kapitel XII   Krankheiten der Haut und der Unterhaut (L)

Kapitel XIII   Krankheiten des Muskel-Skelett-Systems und des Bindegewebes (M)

M 31   **Sonstige nekrotisierende Vaskulopathien**

M 31.5	Riesenzellarteriitis bei Polymyalgia rheumatica
M 31.6	Sonstige Riesenzellarteriitis

M 45	**Spondylitis ankylosans**

M 46	**Sonstige entzündliche Spondylopathien**
M 46.9	Entzündliche Spondylopathie, nicht näher bezeichnet

M 47	**Spondylose**
M 47.0	Arteria-spinalis-anterior-Syndrom und Arteria-vertebralis-Syndrom
M 47.8	Sonstige Spondylose Zervikale Spondylose ohne Myelopathie oder Radikulopathie

M 48	**Sonstige Spondylopathien**
M 48.3	Traumatische Spondylopathie
M 48.9	Spondylopathie, nicht näher bezeichnet

M 50	**Zervikale Bandscheibenschäden**
M 50.0	Zervikale Bandscheibenschäden mit Myelopathie
M 50.1	Zervikale Bandscheibenschäden mit Radikulopathie
M 50.9	Zervikale Bandscheibenschäden, nicht näher bezeichnet

M 51.-	**Sonstige Bandscheibenschäden**

M 53	**Sonstige Krankheiten der Wirbelsäule und des Rückens, anderenorts nicht klassifiziert**
M 53.0	Zervikozephales Syndrom

M 54	**Rückenschmerzen**
M 54.1	Radikulopathie
M 54.10	Zervikale Radikulopathie
M 54.2	Zervikalneuralgie

M 79	**Sonstige Krankheiten des Weichteilgewebes, anderenorts nicht klassifiziert**
M 79.8	Sonstige näher bezeichnete Krankheiten des Weichteilgewebes Retropharyngeale Tendinits

M 86	**Osteomyelitis**
M 86.9	Osteomyelits, nicht näher bezeichnet
M 86.98	Osteomyelitis des Kopfes oder des Schädels

M 99   **Biomechanische Funktionsstörungen,
anderenorts nicht klassifiziert**

Hinweis: Diese Kategorie sollte nicht zur Verschlüsselung benutzt weren, wenn der Krankheitszustand anderenorts klassifiziert werden kann. Die folgenden 5. Stellen zur Angabe des Störungsortes können wahlweise mit den passenden Subkategorien von M 99.- benutzt werden
M 99.x0 Kopfbereich (okzipitozervikal)
M 99.x1 Zervikalbereich (zervikothorakal)

M 99.0   Segmentale und somatische Funktionsstörungen
M 99.1   Subluxation (der Wirbelsäule)
M 99.2   Subluxationstenose des Spinalkanals
M 99.3   Knöcherne Stenose des Spinalkanals
M 99.4   Bindegewebige Stenose des Spinalkanals
M 99.5   Stenose des Spinalkanals durch Bandscheibe
M 99.6   Stenose der Foramina intervertebralia, knöchern
          oder durch Subluxation
M 99.7   Stenose der Foramina intervertebralia, bindegewebig
          oder durch Bandscheiben
M 99.8   Sonstige biomechanische Funktionsstörungen
M 99.9   Biomechanische Funktionsstörung, nicht näher bezeichnet

Kapitel XIV   Krankheiten des Urogenitalsystems (N 00–N 99)

N 00   **Akutes nephritisches Syndrom**

N 01   **Rapid-progressives nephritisches Syndrom**

N 03   **Chronisches nephritisches Syndrom**

N 04   **Nephrotisches Syndrom**

N 05   **Nicht näher bezeichnetes nephritisches Syndrom**

N 08*   **Glomeruläre Krankheiten bei anderenorts klassifizierten
Krankheiten**

N 10   **Akute tubulointerstitielle Nephritis**

N 11   **Chronische tubulointerstitielle Nephritis**

N 12   **Tubulointerstitielle Nephritis,
nicht als akut oder chronisch bezeichnet**

Kapitel XV   Schwangerschaft, Geburt und Wochenbett (O)

O 89	**Komplikationen bei Anästhesie im Wochenbett**
O 89.4	Kopfschmerzen nach Spinal- oder Periduralanästhesie im Wochenbett

Kapitel XVI   **Bestimmte Zustände, die ihren Ursprung in der Perinatalperiode haben (P)**

Kapitel XVII   **Angeborene Fehlbildungen, Deformitäten und Chromosomenanomalien (Q)**

Q 28	**Sonstige angeborene Fehlbildungen des Kreislaufsystems**
Q 28.0	Arteriovenöse Fehlbildung extrakranieller hirnversorgender Gefäße
Q 28.1	Sonstige Fehlbildungen extrakranieller hirnversorgender Gefäße
Q 28.2	Arteriovenöse Fehlbildung der Hirngefäße
Q 28.3	Sonstige Fehlbildungen der Hirngefäße

Kapitel XVIII   **Symptome und abnorme klinische und Laborbefunde, die anderenorts nicht klassifiziert sind (R)**

R 06	**Störungen der Atmung**
R 06.4	Hyperventilation
R 10	**Bauch- und Beckenschmerzen**
R 10.4	Sonstige und nicht näher bezeichnete Bauchschmerzen
R 11	**Übelkeit und Erbrechen**
R 20	**Sensibilitätsstörungen der Haut**
R 20.2	Parästhesie der Haut
R 51	Kopfschmerz
R 52	**Schmerz, anderenorts nicht klassifiziert**
R 52.0	Akuter Schmerz
R 52.1	Chronischer unbeeinflußbarer Schmerz
R 52.2	Sonstiger chronischer Schmerz
R 52.9	Schmerz, nicht näher bezeichnet

Kapitel XIX   Verletzungen, Vergiftungen und bestimmte andere Folgen äusserer Ursachen (S,T)

S 00   **Oberflächliche Verletzung des Kopfes**

S 01   **Offene Wunde des Kopfes**

S 02   **Fraktur des Schädels und der Gesichtsschädelknochen**

S 03   **Luxation, Verstauchung und Zerrung von Gelenken und Bändern des Kopfes**

S 04   **Verletzung von Hirnnerven**

S 05   **Verletzung des Auges und der Orbita**

S 06   **Intrakranielle Verletzung**

Die folgenden 5. Stellen können wahlweise zusätzlich benutzt werden, wenn die muliple Verschlüsselung von Frakturen mit offenen Wunden nicht möglich oder nicht erwünscht ist:
S 06.x0   ohne offene intrakranielle Wunde
S 06.x1   mit offener intrakranieller Wunde

S 06.0   Gehirnerschütterung
    Commotio cerebri
S 06.1   Traumatisches Hirnödem
S 06.2   Diffuse Hirnverletzung
S 06.3   Umschriebene Hirnverletzung
Die folgenden 6.Stellen können zusätzlich zur Lokalisationsbeschreibung genutzt werden
S 06.3x0 frontal
S 06.3x1 temporal
S 06.3x2 parietal
S 06.3x3 okzipital
S 06.3x4 tief intrahemisphär
S 06.3x5 Corpus callosum
S 06.3x6 Hirnstamm
S 06.3x7 Kleinhirn
S 06.4   Epidurale Blutung
S 06.5   Traumatische subdurale Blutung
S 06.6   Traumatische subarachnoidale Blutung
S 06.8   Sonstige intrakranielle Verletzungen
S 06.80   Traumatische intrakranielle Blutung o.n.A.
S 06.9   Intrakranielle Verletzung, nicht näher bezeichnet
    Hirnverletzung o. n. A.

S 12   **Fraktur im Bereich des Halses**

S 13   Luxation, Verstauchung und Zerrung von Gelenken
und Bändern in Halshöhe

S 14   Verletzung der Nerven und des Rückenmarks in Halshöhe

S 15   Verletzung von Blutgefäßen in Halshöhe

S 16   Verletzung von Muskeln und Sehnen in Halshöhe

Toxische Wirkungen von vorwiegend nicht medizinisch verwendeten Substanzen

T 51   Toxische Wirkung von Alkohol

T 52   Toxische Wirkung von organischen Lösungsmitteln

T 53   Toxische Wirkung von halogenierten aliphatischen
und aromatischen Kohlenwasserstoffen

T 54   Toxische Wirkung von ätzenden Substanzen

T 55   Toxische Wirkung von Seifen und Detergenzien

T 56   Toxische Wirkung von Metallen

T 57   Toxische Wirkung von sonstigen anorganischen Substanzen

T 58   Toxische Wirkung von Kohlenmonoxid

T 59   Toxische Wirkung sonstiger Gase, Dämpfe
oder sonstigen Rauches

T 60   Toxische Wirkung von Schädlingsbekämpfungsmitteln

T 61   Toxische Wirkung schädlicher Substanzen,
die mit eßbaren Meerestieren aufgenommen wurden

T 62   Toxische Wirkung sonstiger schädlicher Substanzen,
die mit der Nahrung aufgenommen wurden

T 63   Toxische Wirkung durch Kontakt mit giftigen Tieren

T 64   Toxische Wirkung von Aflatoxin und sonstigem Mykotoxin
in kontaminierten Lebensmitteln

T 65   Toxische Wirkung sonstiger und nicht näher bezeichneter
Substanzen

Sonstige und nicht näher bezeichnete Schäden durch äussere Ursachen (T 66–T 78)

T 67   **Schäden durch Hitze und Sonnenlicht**

T 67.0   Hitzschlag und Sonnenstich

T 70   **Schäden durch Luft- und Wasserdruck**

T 70.2   Sonstige und nicht näher bezeichnete Schäden durch große Höhe

T 78   **Unerwünschte Nebenwirkungen, anderenorts nicht klassifiziert**

T 78.1   Sonstige Nahrungsmittelunverträglichkeit, anderenorts nicht klassifiziert

Folgen von Verletzungen, Vergiftungen und sonstigen Auswirkungen äusserer Ursachen (T 90–T 91)

Hinweis: Diese Kategorien sind zu benutzen, um bei Zuständen aus S 00-S 99 und T 00-T 88 anzuzeigen, daß sie anderenorts klassifizierte Spätfolgen verursacht haben. Zu den „Folgen" zählen Zustände, die als Folgen oder Spätfolgen bezeichnet sind oder die ein Jahr oder länger nach der akuten Verletzung bestehen.

T 90   **Folgen von Verletzungen des Kopfes**

T 90.5   Folgen einer intrakraniellen Verletzung

T 91   **Folgen von Verletzungen des Halses und des Rumpfes**

T 91.8   Folgen sonstiger näher bezeichneter Verletzungen des Halses und des Rumpfes

Kapitel XX   Äussere Ursachen von Morbidität und Mortalität (V, W, X, Y)

W 94   **Exposition gegenüber hohem oder niedrigem Luftdruck oder Luftdruckwechsel**

Ständiger oder längerer Aufenthalt in großer Höhe als Ursache von Kopfschmerzen

Akzidentielle Vergiftung durch und Exposition gegenüber schädlichen Substanzen (X 40–49)

X 40   Akzidentielle Vergiftung durch und Exposition gegenüber nichtopioidhaltige(n) Analgetika, Antipyretika und Antirheumatika

X 41   Akzidentielle Vergiftung durch und Exposition gegenüber Antiepileptika, Sedativa, Hypnotika, Antiparkinsonmitteln und psychotrope Substanzen, anderenorts nicht klassifiziert

X 42   Akzidentielle Vergiftung durch und Exposition gegenüber Betäubungsmitteln und Psychdysleptika (Halluzinogene), anderenorts nicht klassifiziert

X 43   Akzidentielle Vergiftung durch und Exposition gegenüber sonstige(n) Arzneimittel(n) mit Wirkung auf das autonome Nervensystem

X 44   Akzidentielle Vergiftung durch und Exposition gegenüber sonstige(n) nicht näher bezeichnete(n) Arzneimittel(n), Drogen und biologisch aktive(n) Substanzen

X 45   Akzidentielle Vergiftung durch und Exposition gegenüber Alkohol

X 46   Akzidentielle Vergiftung durch und Exposition gegenüber organische(n) Lösungsmittel(n) und halogenierte(n) Kohlenwasserstoffe(n) und deren Dämpfe(n)

X 47   Akzidentielle Vergiftung durch und Exposition gegenüber sonstige(n) Gase(n) und Dämpfe(n)

Inkl.:
Tränengas
    Motor- (Fahrzeug-)Abgas
    Stickstoffoxide
    Schwefeldioxid

X 48   Akzidentielle Vergiftung durch und Exposition gegenüber Schädlingsbekämpfungsmittel(n)

Inkl.:
Ausräucherungsmittel
    Fungizide
    Herbizide
    Insektizide

Rodentizide
Holzschutzmittel

X 49   **Akzidentielle Vergiftung durch und Exposition gegenüber sonstige(n) und nicht näher bezeichnete(n) Chemikalien und schädlichen Substanzen**

Unerwünschte Nebenwirkungen bei therapeutischer Anwendung von Arzneimitteln, Drogen oder biologisch aktiven Substanzen (Y 40–Y 59)

Y 42   **Hormone, deren synthetische Ersatzstoffe und Antagonisten, anderenorts nicht klassifiziert**

Y 42.4   Orale Kontrazeptiva

Y 45   **Analgetika, Antipyretika und Antiphlogistika**

Y 47   **Sedativa, Hypnotika und Anxiolytika**

Y 48   **Anästhetika und therapeutische Gase**

Y 49   **Psychotrope Substanzen, anderenorts nicht klassifiziert**

Y 50   **Stimulanzien des Zentralnervensystems, anderenorts nicht klassifiziert**

Y 50.2   Methylxanthine, anderenorts nicht klassifiziert

Y 52   **Primär auf das Herz-Kreislauf-System wirkende Mittel**

Y 52.5   Sonstige Antihypertensiva, anderenorts nicht klassifiziert
Clonidin
Ergotamin
Guanethidin
Rauwolfiaalkaloide

Kapitel XXI   Faktoren, die den Gesundheitszustand beeinflussen und zur Inanspruchnahme des Gesundheitswesens führen (Z)

Z 03   **Ärztliche Beobachtung und Beurteilung von Verdachtsfällen**

Z 03.3   Beobachtung bei Verdacht auf neurologische Krankheit

Z 73

**Probleme mit Bezug auf Schwierigkeiten
bei der Lebensbewältigung**

Z 73.0   Ausgebranntsein
Z 73.1   Akzentuierung von Persönlichkeitszügen
Typ-A-Verhalten (Verhaltensmuster, das durch zügellosen
Ehrgeiz, starkes Erfolgsstreben, Ungeduld, Konkurrenzdenken
und Druckgefühl charakterisiert ist)
Z 73.2   Mangel an Entspannung und Freizeit
Z 73.3   Streß, anderenorts nicht klassifiziert
Z 73.5   Sozialer Rollenkonflikt, anderenorts nicht klassifiziert
Z 73.8   Sonstige Probleme mit Bezug auf die Lebensbewältigung

Z 76

**Personen, die das Gesundheitswesen
aus sonstigen Gründen in Anspruch nehmen**

Z 76.0   Ausstellung wiederholter Verordnung
Z 76.5   Simulant [bewußte Simulation]
Person, die Krankheit vortäuscht (mit offensichtlicher
Motivation)

Z 99

**Abhängigkeit von unterstützenden Apparaten,
medizinischen Geräten oder Hilfsmitteln, anderenorts
nicht klassifiziert**

Z 99.2   Abhängigkeit von Dialyse bei Niereninsuffizienz

Teil III

Verbindungswege zwischen ICD-10 und der Kopfschmerzklassifikation der IHS

Die ICD-NA Klassifikation von Kopfschmerzerkrankungen und Gesichtsneuralgien stimmt zum großen Teil mit der Kopfschmerzklassifikation der IHS überein. Die Klassifikation der primären Kopfschmerzformen, d.h. der Migräne, des Kopfschmerzes vom Spannungstyp, des Clusterkopfschmerzes und Kopfschmerzen ohne strukturelle Läsion ist dabei völlig identisch.

Die Einteilung des posttraumatischen Kopfschmerzes in der ICD-NA ist jedoch nicht völlig befriedigend. So kann der Code G 44.3 nur für den chronischen posttraumatischen Kopfschmerz, nicht jedoch für den Kopfschmerz im Zusammenhang mit einem akutem Kopftrauma benutzt werden. Daher wurde eine Untergruppe innerhalb der Kategorie G 44.8 (andere Kopfschmerzerkrankungen) für den akuten posttraumatischen Kopfschmerz geschaffen. Durch die Möglichkeit der Mehrfachkodierung in der ICD-NA können symptomatische Kopfschmerztypen in beiden Systemen gleich kodiert werden. Für einige Kopfschmerztypen bietet die ICD-NA eine detailliertere Einordnung als die IHS-Klassifikation an, z.B. für Kopfschmerzen im Rahmen von Infektionen, die nicht den Kopf betreffen. Hier erlaubt die ICD-NA die exakte Benennung der auslösenden Ursache. Auf der anderen Seite bietet die IHS-Klassifikation weiterreichende Möglichkeiten bei der Beschreibung von Kopfschmerzen, wenn es darum geht, zusätzliche phänomenologische Kopfschmerztypen bei den einzelnen Kopfschmerzdiagnosen mittels einer vierten Ziffer in der Kodierung zu ergänzen.

Obwohl in zukünftigen Klassifikationen eine Strukturanpassung der beiden Klassifikationssysteme wünschenswert wäre, muß doch berücksichtigt werden, daß diesem Anliegen gewisse Strukturbeschränkungen entgegen stehen. So müssen in der ICD-10 alle Erkrankungen so logisch wie möglich angeordnet sein.

Eine Aufstellung allgemeiner Regeln zum Gebrauch der Kopfschmerzklassifikationen findet sich in der Einführung zu Teil I 1b in diesem Buch. Im folgenden sind Regeln aufgeführt, die spezifisch nur die IHS-Klassifikation betreffen. Sie sollten im Zusammenhang mit den Regeln in Teil I 1b gesehen werden.

Allgemeine Richtlinien zum Gebrauch der Kopfschmerzklassifikation der IHS

1. Die diagnostischen Kriterien von Kopfschmerzerkrankungen, die für die erste Stelle oder die beiden ersten Stellen des Diagnoseschlüssels beschrieben sind, müssen auch von allen anderen Unterformen erfüllt werden. Ausnahmen oder spezielle Subkriterien werden bei den jeweiligen Unterformen angegeben.

2. Bei Patienten, die erstmals eine bestimmte Kopfschmerzform in enger zeitlicher Beziehung mit dem Beginn einer Erkrankung entwickeln, die in den Gruppen 5–11 aufgelistet ist, sind deren Kopfschmerzerkrankungen innerhalb dieser Gruppen zu verschlüsseln. Der jeweilige Kopfschmerztyp wird an einer vierten Stelle des Codes genau spezifiziert. Ein ursächlicher Zusammenhang wird damit nicht notwendigerweise festgeschrieben. Wird eine vorbestehende Migräne, Kopfschmerz vom Spannungstyp oder Clusterkopfschmerz in enger zeitlicher Beziehung zu einer der in den Gruppen 5–11 genannten Erkrankungen verschlimmert, so ist dennoch eine Migräne, Kopfschmerz vom Spannungstyp oder ein Clusterkopfschmerz zu verschlüsseln (Gruppen 1–3). Falls die Anzahl der Kopfschmerztage um mehr als 100 % ansteigt, so sollte der dafür vermutete Grund in Klammern angegeben werden, er ist jedoch nicht extra zu verschlüsseln.

3. Benutzen Sie innerhalb der maximal 4 Stellen des umfassenden Diagnoseschlüssels so viele Stellen, wie es ihren praktischen Zielsetzungen entspricht.

4. Falls eine Kopfschmerzerkrankung die diagnostischen Kriterien mehrerer Kopfschmerzformen erfüllen sollte, verschlüsseln Sie diese gemäß der am weitesten vorne genannten Kopfschmerzform innerhalb der Klassifikation, für welche die Kriterien erfüllt sind (1.7, 2.3, 3.3 werden nicht als spezifische Diagnosen betrachtet, wenn die Kopfschmerzerkrankung auch die Kriterien einer anderen weiter hinten stehenden Diagnose erfüllt).

5. Falls die 4. Stelle des Diagnoseschlüssels in Verbindung mit einem zweistelligen Schlüssel verwendet werden soll, so kann die 3. Stelle durch Einsetzen des Codes 0 überbrückt werden. Beispiel: 5.1 akuter posttraumatischer Kopfschmerz, der die Kriterien einer Migräne erfüllt, wird mit 5.1.0.1 kodiert.

Verschlüsselungsmöglichkeiten an der 4. Kodierungsstelle bei den Gruppen 5–11 der IHS-Klassifikation

Kommentar
Eingeschlossen sind alle Kopfschmerzformen, die allein durch den Gebrauch der Kopfschmerzcharakteristika und der operationalisierten Kriterien unterschieden werden können. Die meisten Formen finden sich auch an anderer Stelle in der IHS-Klassifikation.

0. Der Kopfschmerz tritt auf, wie er in den diagnostischen Kriterien der betreffenden Störung beschrieben ist.

Kommentar
Bei einigen Störungen aus den Gruppen 5–11 sind die Kopfschmerzcharakteristika nicht Teil der diagnostischen Kriterien, bei anderen ist dies der Fall. Die 0 als vierte Stelle läßt sich nur bei letzteren anwenden.

1. Migräne

Diagnostische Kriterien
Erfüllt die Kriterien für 1.1 (Migräne ohne Aura) oder 1.2 (Migräne mit Aura) mit der Ausnahme, daß die Migräne zum erstenmal in enger zeitlicher Beziehung zu einer in der Gruppe 5–11 aufgelisteten Störung auftritt.

2. Kopfschmerz vom Spannungstyp

Diagnostische Kriterien
Erfüllt die Kriterien für 2.1 (episodischer Kopfschmerz vom Spannungstyp mit erhöhter Schmerzempfindlichkeit perikranialer Muskeln) oder 2.2 (episodischer Kopfschmerz vom Spannungstyp ohne erhöhte Schmerzempfindlichkeit perikranialer Muskeln) mit der Ausnahme, daß der Kopfschmerz vom Spannungstyp zum erstenmal in enger zeitlicher Beziehung zu einer der in der Gruppe 5–11 aufgelisteten Störungen auftritt.

3. Clusterkopfschmerz

Diagnostische Kriterien
Erfüllt die Kriterien eines Clusterkopfschmerzes oder einer chronischen paroxysmalen Hemikranie mit der Ausnahme, daß diese(r) zum erstenmal in enger zeitlicher Beziehung zu einer der in Gruppe 5–11 aufgelisteten Störungen auftritt.

4. Kopfschmerz vom Typ des erhöhten intrakraniellen Drucks

Prototyp: Kopfschmerz bei Hirntumor
Diagnostische Kriterien
A. Kontinuierliche Zunahme der Schmerzintensität im Zeitraum von 3 Monaten oder weniger.
B. Beidseitiger Kopfschmerz von mittlerer oder starker Schmerzintensität.

C. Tritt am Morgen oder nach einem kurzen Schlaf am Tag auf und remittiert oder bessert sich spontan nach dem Aufstehen.

D. Tritt mindestens jeden zweiten Morgen auf.

5. Kopfschmerz vom Typ des Liquorunterdrucksyndroms

Prototyp: postpunktioneller Kopfschmerz

Diagnostische Kriterien
A. Beidseitiger Kopfschmerz
B. Tritt nicht auf oder ist gering beim Liegen, beginnt oder verstärkt sich bei aufrechter Position.

6. Schmerz vom Typ der lokalen Läsion

Prototyp: Schmerzen bei Knochenmetastasen

Diagnostische Kriterien
A. Nichtpulsierender Dauerkopfschmerz.
B. Der Schmerz hat ein deutliches Maximum in einem umschriebenen Areal von 5 cm oder weniger Durchmesser, kann in die Umgebung ausstrahlen oder sich auf weiter entfernte Gebiete erstrecken.

7. Kopfschmerz vom vasodilatorischen Typ

Prototyp: durch Nitroglyzerin, Histamin oder Prostazyklin hervorgerufener Kopfschmerz

Diagnostische Kriterien
A. Bifrontal-temporal pulsierender Schmerz.
B. Keine Aura, Nausea oder Erbrechen.

8. Kopfschmerz vom stechenden Typ (Eispickel-Kopfschmerz)

A. Stechender Kopfschmerz, der kürzer als 1 Sekunde dauert.
B. Tritt als Einzelstich oder als eine Serie von Stichen auf.
C. Jeder einzelne Stich oder jede Serie von Stichen treten in einem kleinen, eng begrenzten Gebiet auf.

9. Sonstige Kopfschmerztypen (sind zu spezifizieren)

10. Zwei oder mehr Kopfschmerztypen (sind zu spezifizieren)

Konversionstabelle zwischen den Kodierungen der IHS-Klassifikation und der ICD-10, ICD-NA

IHS-Code	ICD-10 Code	
	Ätiolo-gischer Code	*Kopf-schmerz-Code*
1 Migräne		**G 43.9**
1.1 Migräne ohne Aura		G 43.0
1.2 Migräne mit Aura		G 43.1
1.2.1 Migräne mit typischer Aura		G 43.10
1.2.2 Migräne mit prolongierter Aura		G 43.11
1.2.3 familiäre hemiplegische Migräne		G 43.1x5[1]
1.2.4 Basilarismigräne		G 43.1x3[1]
1.2.5 Migräneaura ohne Kopfschmerz		G 43.1x4[1]
1.2.6 Migräne mit akutem Aurabeginn		G 43.12
1.3 Ophthalmoplegische Migräne		G 43.80
1.4 Retinale Migräne		G 43.81
1.5 Periodische Syndrome in der Kindheit als mögliche Vorläufer oder Begleiterscheinungen einer Migräne nicht codiert: Abdominalmigräne		G 43.82
1.5.1 gutartiger paroxysmaler Schwindel in der Kindheit		G 43.821
1.5.2 Alternierende Hemiplegie in der Kindheit		G 43.822
1.6 Migränekomplikationen		
1.6.1 Status migraenosus		G 43.3
1.6.2 Migränöser Infarkt		G 43.2
1.7 Migräneartige Störungen, die nicht die obigen Kriterien erfüllen		G 43.9
2 Kopfschmerz vom Spannungstyp		**G 44.2**
2.1 Episodischer Kopfschmerz vom Spannungstyp		
2.1.1 Episodischer Kopfschmerz vom Spannungstyp mit erhöhter Schmerzempfindlichkeit perikranialer Muskeln		G 44.20
2.1.2 Episodischer Kopfschmerz vom Spannungstyp ohne erhöhte Schmerzempfindlichkeit perikranialer Muskeln		G 44.21

---

[1] In den Kategorien G 43.1x3, G 43.1x4 und 43.1x5 wird die 5. Stelle wie folgt bestimmt: 0 = Migräne mit typischer Aura; 1 = Migräne mit prolongierter Aura; 2 = Migräne mit akutem Aurabeginn.

IHS-Code

ICD-10 Code

*Ätiolo-   Kopf-
gischer   schmerz-
Code   Code*

		Kopf-schmerz-Code
2.2	Chronischer Kopfschmerz vom Spannungstyp	
	2.2.1 Chronischer Kopfschmerz vom Spannungs-typ mit erhöhter Schmerzempfindlichkeit perikranialer Muskeln	G 44.22
	2.2.2 Chronischer Kopfschmerz vom Spannungs-typ ohne erhöhte Schmerzempfindlichkeit perikranialer Muskeln	G 44.23
2.3	Chronischer Kopfschmerz vom Spannungstyp, der nicht die obigen Kriterien erfüllt	G 44.28
3	**Clusterkopfschmerz und chronische paroxysmale Hemikranie**	
3.1	Clusterkopfschmerz	G 44.0
	3.1.1 Clusterkopfschmerz mit noch nicht abschätzbarem Verlauf	G 44.00
	3.1.2 Episodischer Clusterkopfschmerz	G 44.01
	3.1.3 Chronischer Clusterkopfschmerz	G 44.02
	3.1.3.1 von Beginn an ohne Remissionen	G 44.020
	3.1.3.2 nach primär episodischem Verlauf	G 44.021
3.2	Chronische paroxysmale Hemikranie	G 44.03
3.3	Clusterkopfschmerzartige Störungen, die nicht die obigen Kriterien erfüllen	G 44.08
4	**Verschiedenartige Kopfschmerzformen ohne begleitende strukturelle Läsion**	**G 44.80**
4.1	Idiopathischer stechender Kopfschmerz	G 44.800
4.2	Kopfschmerz durch äußeren Druck	G 44.801
4.3.	Kältebedingter Kopfschmerz	G 44.802
	4.3.1 Äußere Kälteexposition	G 44.8020
	4.3.2 Einnahme eines Kältestimulans	G 44.8021
4.4	Benigner Hustenkopfschmerz	G 44.803
4.5	Benigner Kopfschmerz durch körperliche Anstrengung	G 44.804
4.6	Kopfschmerz bei sexueller Aktivität	G 44.805
	4.6.1 Dumpfer Schmerz	G 44.8050
	4.6.2 Explosiver Schmerztyp	G 44.8051
	4.6.3 Haltungsabhängiger Typ	G 44.8052

IHS-Code	**ICD-10 Code**	
	Ätiolo-	*Kopf-*
	gischer	*schmerz-*
	Code	*Code*

5 Kopfschmerz nach Schädeltrauma		**G 44.88**
5.1 Akuter posttraumatischer Kopfschmerz		G 44.880
5.1.1 bei belangvollem Schädeltrauma und/oder entsprechenden Befunden	S 06	G 44.880
5.1.2 bei geringfügigem Schädeltrauma ohne belangvolle Befunde	S 09.9	G 44.880
5.2 Chronischer posttraumatischer Kopfschmerz		G 44.3
5.2.1 bei belangvollem Schädeltrauma und/oder entsprechenden Befunden	S 06	G 44.30
5.2.2 bei geringfügigem Schädeltrauma ohne belangvolle Befunde	S 09.9	G 44.31
6 Kopfschmerz bei Gefäßstörungen		**G 44.81**
6.1 Akute ischämische zerebrovaskuläre Störungen	I 63	G 44.810
6.1.1 Transitorische ischämische Attacke (TIA)	G 45	G 44.810
6.1.2 Thromboembolischer Infarkt	I 64.0	G 44.810
6.2 Intrakranielles Hämatom	I 62	G 44.810
6.2.1 Intrazerebrales Hämatom	I 61[2]	G 44.810
6.2.2 Subdurales Hämatom	I 62.0[3]	G 44.810
6.2.3 Epidurales Hämatom	I 62.1[4]	G 44.810
6.3 Subarachnoidalblutung	I 60[5]	G 44.810
6.4 Nichtrupturierte Gefäßfehlbildung	Q 28	G 44.811
6.4.1 Arteriovenöses Angiom	Q 28.2	G 44.811
6.4.2 Sackförmiges Aneurysma	Q 28.3	G 44.811
6.5. Arteriitis	M 31	G 44.812
6.5.1 Riesenzellarteriitis	M 31.6	G 44.812
6.5.2 Andere systemische Arteriitiden	I 68.2	G 44.812
6.5.3 Primär intrakranielle Arteriitis	I 67.7	G 44.812

---

[2] Code I 61 betrifft *nichttraumatische* intrazerebrale Hämatome. Traumatische intrazerebrale Hämatome werden unter S 06.3 kodiert.

[3] Code I 62.0 betrifft *nichttraumatische* subdurale Hämatome. Traumatische subdurale Hämatome werden unter S 06.5 kodiert.

[4] Code I 62.1 betrifft *nichttraumatische* epidurale Hämatome. Traumatische epidurale Hämatome werden unter S 06.4 kodiert.

[5] Code I 60 betrifft *nichttraumatische* Subarachnoidalblutungen. Traumatische Subarachnoidalblutungen werden unter S 06.6 kodiert.

IHS-Code	ICD-10 Code	
	Ätiologischer Code	*Kopfschmerz-Code*
6.6 A.-carotis- oder A.-vertebralis-Schmerz	I 63.0, I 63.2 I 65.0, I 65.2 oder I 67.0	G 44.810
6.6.1 A.-carotis- oder -vertebralis-Dissektion	I 67.0	G 44.810
6.6.2 Karotidynie (idiopathisch)		G 44.806
6.6.3 Kopfschmerz nach Endarteriektomie	I 97.8	G 44.814
6.7 Hirnvenenthrombose	I 63.6	G 44.810
6.8 Arterieller Hochdruck	I 10	G 44.813
6.8.1 Akute Blutdrucksteigerung durch ein exogenes Agens	I 15	G 44.813
6.8.2 Phäochromozytom	D 35.0[6]	G 44.813
6.8.3 Maligner Hochdruck	I 10	G 44.813
6.8.4 Präeklampsie und Eklampsie	O 13;O 14;O 15	G 44.813
6.9 Kopfschmerz bei anderen Gefäßkrankheiten	zusätzlicher Code für Ätiologie	G 44.818
7 Kopfschmerz bei nichtvaskulären intrakraniellen Störungen		**G 44.82**
7.1 Liquordrucksteigerung		G 44.820
7.1.1 Gutartige intrakranielle	G 93.2	G 44.820
7.1.2 Hochdruck – Hydrozephalus	G 91.8	G 44.820
7.2 Liquorunterdruck		G 44.820
7.2.1 Postpunktioneller Kopfschmerz	G 97.0	G 44.820
7.2.2 Kopfschmerz bei Liquorfistel	G 96.0	G 44.820
7.3 Intrakranielle Infektion	G 00–G 09	G 44.821
7.4 Intrakranielle Sarkoidose und andere nichtinfektiöse Entzündungsprozesse	D 86 zusätzlicher Code für Ätiologie	G 44.823 G 44.823
7.5 Kopfschmerz nach intrathekaler Injektion	G 97.8	G 44.824
7.5.1 Direkter Effekt	T 80.8	G 44.824
7.5.2 Bedingt durch chemische Meningitis	G 03.8	G 44.824
7.6. Intrakranielles Neoplasma	C 00–D 48	G 44.822
7.7 Kopfschmerz bei anderen intrakraniellen Störungen	zusätzlicher Code für Ätiologie	G 44.828

---

[6] Code D 35.0 betrifft das benigne Phäochromozytom. Das maligne Phäochromozytom wird unter C 74.1 kodiert.

IHS-Code	**ICD-10 Code**	
	Ätiolo-gischer Code	*Kopf-schmerz-Code*

IHS-Code	*Ätiologischer Code*	*Kopfschmerz-Code*
8 Kopfschmerz durch Einwirkung von Substanzen oder deren Entzug[7]		**G 44.4 oder G 44.83**
8.1 Kopfschmerz bei akuter Substanzwirkung[7]		G 44.4 oder G 44.83
8.1.1 Nitrat- oder Nitrit-Kopfschmerz	X 44	G 44.400
8.1.2 Natriumglutamat-Kopfschmerz	X 44	G 44.401
8.1.3 Kohlenmonoiyd-Kopfschmerz	T 58	G 44.402
8.1.4 Alkohol-Kopfschmerz	F 10.0	G 44.83
8.1.5 Andere Substanzen[7]	zusätzlicher Code für spezifische Substanz	G 44.4 oder G 44.83
8.2 Kopfschmerz bei chronischer Substanzwirkung		
8.2.1 Ergotamin-Kopfschmerz	Y 52.5	G 44.412
8.2.2 Analgetika-Kopfschmerz	F 55.2	G 44.410
8.2.3 Andere Substanzen	zusätzlicher Code für spezifische Substanz	G 44.4 oder G 44.83
8.3 Kopfschmerz bei Entzug nach akutem Substanzgebrauch		
8.3.1 Alkoholentzug (Hangover)	F 10.3	G 44.83
8.3.2 Andere Substanzen[8]	zusätzlicher Code für spezifische Substanz	G 44.4 oder G 44.83

---

[7] In der ICD 10 werden Substanzen nach Vorhandensein oder Nichtvorhandensein eines Abhängigkeitspotentials klassifiziert. Kopfschmerzen im Zusammenhang mit der Einnahme psychoaktiver Substanzen (mit Abhängigkeitspotential) werden unter G 44.83 mit einem zusätzlichen Code für die hervorgerufenen Gesundheitsstörungen klassifiziert, z. B. Intoxikation (F 1x.0), Abhängigkeit (F 1x.2), Entzugssymptome (F 1x.3), ... Mit der 3. Ziffer kann die betreffende Substanz charakterisiert werden, z. B. F 10 für Alkohol oder F 15 für Koffein. Der Mißbrauch von Substanzen ohne Abhängigkeitspotential wird unter F 55 kodiert. Eine 4. Ziffer kann zur Benennung der betreffenden Substanz eingefügt werden, z. B. F 55.2 Mißbrauch von Schmerzmitteln. Kopfschmerzen in Zusammenhang mit Substanzen ohne Abhängigkeitspotential werden unter G 44.4 kodiert.

[8] Siehe Fußnote 7.

IHS-Code	ICD-10 Code	
	Ätiologischer Code	*Kopfschmerz-Code*
8.4 Kopfschmerz bei Entzug nach chronischem Substanzgebrauch		
8.4.1 Ergotamin-Entzugs-Kopfschmerz	Y 52.5	G 44.413
8.4.2 Koffein-Entzugs-Kopfschmerz	F 15.3	G 44.83
8.4.3 Narkotika-Entzugs-Kopfschmerz	F 13.3	G 44.83
8.4.4 Andere Substanzen[8]	zusätzlicher Code für spezifische Substanz	G 44.4 oder G 44.83
8.5 Kopfschmerz bei Substanzgebrauch ohne gesicherten Wirkungsmechanismus		
8.5.1 Hormonelle Kontrazeptiva oder Östrogene	Y 42.4	G 44.418
8.5.2 Andere Substanzen[8]	zusätzlicher Code für spezifische Substanz	G 44.4 oder G 44.83
9 Kopfschmerz bei einer primär nicht den Kopfbereich betreffenden Infektion	A 00–B 97[9]	G 44.881
9.1 Virale Infektion	zusätzlicher Code für Ätiologie	G 44.881
9.1.1 Fokal, nicht primär den Kopfbereich betreffend		
9.1.2 Systemisch		
9.2 Bakterielle Infektion	zusätzlicher Code für Ätiologie	G 44.881
9.2.1 Fokal, nicht primär den Kopfbereich betreffend		
9.2.2 Systemisch (Septikämie)		
9.3 Kopfschmerz bei anderen Infektionen	zusätzlicher Code für Ätiologie	G 44.881

---

[8] Siehe Fußnote 7.

[9] Kapitel 2 dieses Buches enthält eine begrenzte Auflistung von Infektionserregern. Bei Bedarf kann auf die umfassende Auflistung viraler oder bakterieller Erreger in der 2. Ausgabe der ICD 10 oder ICD-NA zurückgegriffen werden.

IHS-Code	ICD-10 Code	
	Ätiologischer Code	*Kopfschmerz-Code*
10 Kopfschmerz bei Stoffwechselstörungen		**G 44.882**
10.1 Hypoxie		G 44.882
10.1.1 Höhenkopfschmerz	W 94	G 44.882
10.1.2 Hypoxischer Kopfschmerz	zusätzlicher Code für Ätiologie	G 44.882
10.1.3 Schlaf-Apnoe-Kopfschmerz	G 47.3	G 44.882
10.2 Hyperkapnie (Hyperventilation)	R 06.4	G 44.882
10.3 Hypoxie in Verbindung mit Hyperkapnie	R 06.4+ zusätzlicher Code für Ätiologie	G 44.882
10.4 Hypoglykämie	E 16	G 44.882
10.5 Dialyse	Y 84.1	G 44.882
10.6 Kopfschmerz bei anderen metabolischen Störungen	zusätzlicher Code für Ätiologie	G 44.882
11 Kopfschmerz oder Gesichtsschmerz bei Erkrankungen des Schädels sowie im Bereich von Hals, Augen, Ohren, Nase, Nebenhöhlen, Zähnen, Mund oder anderen Gesichts- oder Kopfstrukturen		**G 44.84**
11.1 Schädelknochen	M 80–M 89.8	G 44.840
11.2 Hals		
11.2.1 Halswirbelsäule	M 99	G 44.841
11.2.2 Retropharyngeale Tendinitis	M 79.8	G 44.842
11.3 Augen		
11.3.1 Akutes Glaukom	H 40	G 44.843
11.3.2 Brechungsfehler	H 52	G 44.843
11.3.3 Heterophorie oder Heterotropie	H 50.3–H 55.5	G 44.843
11.4 Ohren H 60–H 95		G 44.844
11.5 Nase und Nebenhöhlen		
11.5.1 Kopfschmerz bei akuter Sinusitis	J 01	G 44.845
11.5.2 Andere Erkrankungen von Nase oder Nebenhöhlen	J 34	G 44.845
11.6 Zähne, Kiefer und benachbarte Strukturen	K 00–K 14	G 44.846
11.7 Krankheiten des Kiefergelenks	K 07.6	G 44.846

IHS-Code	**ICD-10 Code**	
	Ätiologischer Code	*Kopfschmerz-Code*

IHS-Code	Ätiologischer Code	Kopfschmerz-Code
12 Kopf- und Gesichtsneuralgien, Schmerz bei Affektionen von Nervenstämmen und Deafferenzierungsschmerzen		**G 44.847, G 44.848 oder G 44.85**
12.1 Anhaltender (nicht anfallsartiger) Schmerz durch Erkrankung von Hirnnerven		G 44.848
12.1.1 Kompression oder Distorsion von Hirnnerven oder der 2. oder 3. Zervikalwurzel	zusätzlicher Code für Ätiologie	G 44.848+ G 53.8 oder G 55
12.1.2 Demyelinisierende Erkrankungen von Hirnnerven	G 35–G 37	G 44.848
12.1.2.1 Optikusneuritis (Retrobulbäre Optikusneuritis)	H 46	G 44.848
12.1.3 Hirnnerveninfarkt	zusätzlicher Code für Ätiologie	G 44.848+ G 53.8
12.1.3.1 Diabetische Neuropathie	E 10–E 14	G 44.848+ G 53.8
12.1.4 Entzündliche Hirnnervenstörungen		
12.1.4.1 Herpes zoster	B 02.2	G 44.881
12.1.4.2 Chron. postherpetische Neuralgie	B 02.2	G 44.847+ G 53.0
12.1.5 Tolosa-Hunt-Syndrom		G 44.850
12.1.6 Nacken-Zungen-Syndrom		G 44.851
12.1.7 Andere Ursachen für Dauerkopfschmerz bei Hirnnervenläsion	zusätzlicher Code für Ätiologie	G 44.848
12.2 Trigeminusneuralgie		G 44.847
12.2.1 Idiopathische Trigeminusneuralgie	G 50.00	G 44.847
12.2.2 Symptomatische Trigeminusneuralgie	G 50.09[10]	G 44.847
12.2.2.1 Kompression der Trigeminuswurzel oder des Ganglion Gasseri	G 53.80 zusätzlicher Code für Ätiologie	G 44.848

---

[10] Der Code F 50.09 sollte nicht bei bekannter Ursache einer Trigeminusneuralgie gewählt werden. In diesen Fällen sollte G 53.800 mit dem entsprechenden zusätzlichen Code für die Ätiologie genutzt werden.

IHS-Code	ICD-10 Code	
	Ätiologischer Code	*Kopfschmerz-Code*
12.2.2.2 Zentrale Läsionen	G 53.80 zusätzlicher Code für Ätiologie	G 44.848
12.3 Glossopharyngeusneuralgie		
12.3.1 Idiopathische Glossopharyngeusneuralgie	G 52.10	G 44.847
12.3.2 Symptomatische Glossopharyngeus-neuralgie	G 53.830+ zusätzlicher Code für Ätiologie	G 44.847
12.4 Nervus-intermedius-Neuralgie	G 51.80	G 44.847
12.5 Laryngicus-superior-Neuralgie	G 52.20	G 44.847
12.6 Okzipitalneuralgie	G 52.80	G 44.847
12.7 Zentrale Ursachen von Kopf- und Gesichtsschmerzen, die nicht dem Typ der Trigeminusneuralgie entsprechen		
12.7.1 Anaesthesia dolorosa	G 50.09 oder G 52.800+ zusätzlicher Code für Ätiologie	G 44.847
12.7.2 Thalamusschmerz	G 46.21	G 44.810
12.8 Gesichtsschmerz, der nicht die Kriterien der Gruppen 11 und 12 erfüllt	G 50.1	G 44.847
13 Nichtklassifizierbarer Kopfschmerz		R 51

Anhang 1
Hilfsmittel zur Kopfschmerzdiagnose

Die Diagnose der Migräne (G 43), des Kopfschmerzes vom Spannungstyp (G 44.2), des Clusterkopfschmerzes (G 44.0) und anderer Kopfschmerzformen ohne strukturelle Läsion (G 44.800 – G 44.805) basiert auf direkten Patienteninterviews und dem Zusammentragen phänomenologischer Charakteristika der Kopfschmerzen entsprechend definierter Kriterien. Strukturelle Läsionen müssen durch Anamnese, körperliche und neurologische Umtersuchung sowie, falls notwendig, durch zusätzliche Untersuchungen ausgeschlossen werden. Es gibt keine Laborparameter, die hilfreich bei der Diagnose primärer Kopfschmerzformen wären.

Zahlreiche standardisierte Hilfsmittel zur retrospektiven und prospektiven Dokumentation von Kopfschmerzcharakteristika sind verfügbar. Einige Beispiele sollen im folgenden vorgestellt werden.

Kopfschmerzkalender

Kopfschmerzkalender dienen der prospektiven Aufzeichnung von Kopfschmerzmerkmalen. Diese Tagebücher können spezifisch auf die Merkmale eines Kopfschmerztypes abgestimmt sein oder die Merkmale verschiedener Kopfschmerzformen erfragen, um als Grundlage für differentialdiagnostische Erwägungen zu dienen. Ein Beispiel für letzteren Typ stellt der *Kieler Kopfschmerzkalender* in seiner Standard- oder erweiterten Fassung dar. Für die Langzeitquantifizierung von Kopfschmerzen sind einfachere Kopfschmerzkalender gut geeignet. Sie werden z. B. zur Anpassung einer medikamentösen Kopfschmerzprophylaxe eingesetzt. Ein Beispiel ist der Kopfschmerzkalender nach Tfelt-Hansen und Welch.

Kopfschmerzfragebogen

Zahlreiche Kopfschmerzfragebögen wurden zur retrospektiven Erhebung von Kopfschmerzcharakteristika entwickelt. Sie werden für standardisiete Befragungen von Patienten eingesetzt. Leider muß betont werden, daß Kopfschmerzdiagnosen durch selbständig oder mit Hilfe medizinischer Laien ausgefüllte Fragebögen nicht zuverlässig sind. In Untersuchungen, in denen derartig ausgefüllte Fragebögen formal ausgewertet wurden, waren die Ergebnisse enttäuschend.

Andererseits enthält die IHS-Klassifikation exakte operationalisierte Kriterien für verschiedene Kopfschmerzformen. Zweideutige Parameter wie „häufig", „manchmal" oder „gewöhnlich" werden nicht verwendet, so daß eine eindeutige Zuordnung zu spezifischen Kopfschmerztypen möglich ist. Nachdem die notwendigen Informationen durch einen Arzt zusammengetragen wurden, ist es daher

möglich, mit Hilfe eines Computers das Erfüllen der diagnostischen Kriterien zu
Überprüfen. Eine ärztlich erhobene Anamnese, eine körperliche und neurologische Untersuchung bleibt jedoch unverzichtbar für eine definitive Diagnose,
und zusätzliche Untersuchungen können notwendig werden [s. Göbel H (1994)
Objective headache classification on the computer according to the IHS classification. In: Olesen J (ed) Headache classification and epidemiology. Raven Press,
New York].

Kieler Kopfschmerzkalender I (Standardversion)

Kopfschmerzanfall-Nr.:	1	2	3	4	5	6	7	8	9	10
Datum:										
Schmerzstärke 1 = schwach; 2 = mittel; 3 = stark; 4 = sehr stark										
Einseitiger Kopfschmerz	❏	❏	❏	❏	❏	❏	❏	❏	❏	❏
Beidseitiger Kopfschmerz	❏	❏	❏	❏	❏	❏	❏	❏	❏	❏
Pulsierend oder pochend	❏	❏	❏	❏	❏	❏	❏	❏	❏	❏
Drückend, dumpf bis ziehend	❏	❏	❏	❏	❏	❏	❏	❏	❏	❏
Erheblich hinderlich bei üblicher Tätigkeit	❏	❏	❏	❏	❏	❏	❏	❏	❏	❏
Verstärkung bei körperlicher Aktivität	❏	❏	❏	❏	❏	❏	❏	❏	❏	❏
Übelkeit	❏	❏	❏	❏	❏	❏	❏	❏	❏	❏
Erbrechen	❏	❏	❏	❏	❏	❏	❏	❏	❏	❏
Lichtscheu	❏	❏	❏	❏	❏	❏	❏	❏	❏	❏
Lärmscheu	❏	❏	❏	❏	❏	❏	❏	❏	❏	❏
Anfallsdauer (Stunden)										
Arbeits-/Schulausfall (Stunden)										
Reduzierung der Leistungsfähigkeit (Stunden)										
Medikamente oder andere Behandlung (bitte eintragen, ggfs. zusätzliches Blatt verwenden)										
Wirkung: gut	❏	❏	❏	❏	❏	❏	❏	❏	❏	❏
mäßig	❏	❏	❏	❏	❏	❏	❏	❏	❏	❏
schlecht	❏	❏	❏	❏	❏	❏	❏	❏	❏	❏

Quellenangabe: Der Kopfschmerzkalender ist entnommen aus Göbel H., Kopfschmerz und Migräne – Leiden, die man nicht hinnehmen muß. Springer Verlag, Heidelberg 1998

Kieler Kopfschmerzkalender II (erweiterte Version)

Kopfschmerzanfall-Nr.:		1	2	3	4	5	6	7	8	9	10	11	12	13	14
Datum:															
Hat etwas bestimmtes den Anfall ausgelöst?	Notieren Sie, was sich vor dem Anfall ereignete														
Traten vor den oder während der Kopfschmerzen Störungen auf?	Augenflimmern	□	□	□	□	□	□	□	□	□	□	□	□	□	□
	Kribbelgefühle	□	□	□	□	□	□	□	□	□	□	□	□	□	□
	Muskelschwäche	□	□	□	□	□	□	□	□	□	□	□	□	□	□
Wo trat der Kopfschmerz auf?	rechts	□	□	□	□	□	□	□	□	□	□	□	□	□	□
	links	□	□	□	□	□	□	□	□	□	□	□	□	□	□
	beiseitig	□	□	□	□	□	□	□	□	□	□	□	□	□	□
Wie fühlte sich der Kopfschmerz an?	pulsierend/pochend	□	□	□	□	□	□	□	□	□	□	□	□	□	□
	drückend/ziehend	□	□	□	□	□	□	□	□	□	□	□	□	□	□
Wie groß war die Kopfschmerzintensität?	stark	□	□	□	□	□	□	□	□	□	□	□	□	□	□
	mittel	□	□	□	□	□	□	□	□	□	□	□	□	□	□
	schwach	□	□	□	□	□	□	□	□	□	□	□	□	□	□
Beeinflußt körperliche Aktivität (z.B. Laufen) Ihren Kopfschmerz?	verschlechtert	□	□	□	□	□	□	□	□	□	□	□	□	□	□
	ohne Einfluß	□	□	□	□	□	□	□	□	□	□	□	□	□	□
	verbessert	□	□	□	□	□	□	□	□	□	□	□	□	□	□
Beeinflußte der Kopfschmerz Ihre Berufs- oder Freizeitaktivität?	Ich mußte ins Bett	□	□	□	□	□	□	□	□	□	□	□	□	□	□
	arbeitsunfähig	□	□	□	□	□	□	□	□	□	□	□	□	□	□
	starkt eingeschränkt	□	□	□	□	□	□	□	□	□	□	□	□	□	□
	leicht eingeschränkt	□	□	□	□	□	□	□	□	□	□	□	□	□	□
Trat Übelkeit auf?	stark	□	□	□	□	□	□	□	□	□	□	□	□	□	□
	mittel	□	□	□	□	□	□	□	□	□	□	□	□	□	□
	leicht	□	□	□	□	□	□	□	□	□	□	□	□	□	□
Trat Erbrechen auf?	stark	□	□	□	□	□	□	□	□	□	□	□	□	□	□
	mittel	□	□	□	□	□	□	□	□	□	□	□	□	□	□
	nur Brechreiz	□	□	□	□	□	□	□	□	□	□	□	□	□	□
Bestand Lichtüberempfindlichkeit?	stark	□	□	□	□	□	□	□	□	□	□	□	□	□	□
	mittel	□	□	□	□	□	□	□	□	□	□	□	□	□	□
	leicht	□	□	□	□	□	□	□	□	□	□	□	□	□	□
Bestand Lärmüberempfindlichkeit?	stark	□	□	□	□	□	□	□	□	□	□	□	□	□	□
	mittel	□	□	□	□	□	□	□	□	□	□	□	□	□	□
	leicht	□	□	□	□	□	□	□	□	□	□	□	□	□	□
Wann begannen/ endeten die Kopfschmerzen?	Uhrzeit Beginn														
	Uhrzeit Ende														
Nahmen Sie Medikamente ein oder führten andere Maßnahmen durch?	Was? Wann? Menge?														
Wirkung	gut	□	□	□	□	□	□	□	□	□	□	□	□	□	□
	mäßig	□	□	□	□	□	□	□	□	□	□	□	□	□	□
	schlecht	□	□	□	□	□	□	□	□	□	□	□	□	□	□

Langzeit-Kopfschmerzkalender nach Tfelt-Hansen und Welch

Anleitung

In diesem Kopfschmerzkalender können alle Kopfschmerzattacken eines gesamten Jahres festgehalten werden. Diese Informationen helfen Ihrem Arzt, die beste Behandlung auszuwählen. Außerdem können eventuell mit Hilfe dieses Kalenders Einflüsse in Ihrem Leben identifiziert werden, die Ihre Kopfschmerzen verschlimmern oder verbessern. Bringen Sie den Kalender bitte zu jedem Arztbesuch mit.

Name:

Vorname:

Adresse:

Die Stärke von **Migräneattacken** beschreiben Sie bitte mit
1 = leicht; 2 = mittel; 3 = stark
(1): Leichte Migräneattacke, die Arbeit und andere Aktivitäten nicht beeinträchtigt.
(2): Mittelstarke Migräneattacke, die Arbeit und andere Aktivitäten beeinträchtigt, aber nicht verhindert.
(3): Starke Migräneattacke, Arbeit und andere Aktivitäten unmöglich macht.

Die Stärke von **Spannungskopfschmerzen** können Sie mit Kreuzen beschreiben:
X = mild; XX = mittel; XXX = stark

Clusterkopfschmerzattacken können folgendermaßen dokumentiert werden:
A = mild; B = mittel; C = stark

	Jan	Feb	März	April	Mai	Juni	Juli	Aug	Sep	Okt	Nov	Dez	
1.													1.
2.													2.
3.													3.
4.													4.
5.													5.
6.													6.
7.													7.
8.													8.
9.													9.
10.													10.
11.													11.
12.													12.
13.													13.
14.													14.
15.													15.
16.													16.
17.													17.
18.													18.
19.													19.
20.													20.
21.													21.
22.													22.
23.													23.
24.													24.
25.													25.
26.													26.
27.													27.
28.													28.
29.													29.
30.													30.
31.													31.

Anhang 2
Weiterführende Literatur

1. Göbel H (1994) Objective headache classification on the computer according to the IHS classification. In: Olesen J (ed) Headache classification and epidemiology. Raven Press, New York

2. Göbel H (1994) Paper-pencil tests for the retrospective and prospective evaluation of primary headaches on the basis of the IHS criteria. Headache 34: 564–568

3. Göbel H (1997) Die Kopfschmerzen. Springer, Berlin Heidelberg New York Tokio

4. Headache Classification Committee of the International Headache Society (1988) Classification and diagnostic criteria for headache disorders, cranial neuralgias and facia pain. Cephalalgia 8 [Suppl 7]

5. Olesen J (ed) (1994) Headache classification and epidemiology. Raven Press, New York

6. Olesen J, Schoenen J (eds) (1993) Tension-type headache: classification, mechanisms and treatment. Raven Press, New York

7. Olesen J, Tfelt-Hansen P, Welch KMA (eds) (1999) The Headaches. Raven Press, New York

8. Russell MB, Iversen HK, Olesen J (1994) Improved description of the migraine aura by a diagnostic aura diary. Cephalalgia 14: 107–117

Sachverzeichnis

Anmerkung

Ein Code mit einer Ziffer „x" weist daraufhin, daß die entsprechende Ziffer spezifiziert werden muß. In Frage kommende Ziffern werden in Teil II aufgeführt.

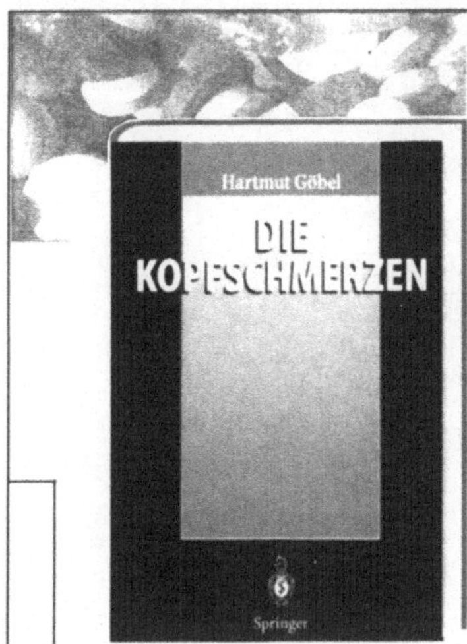

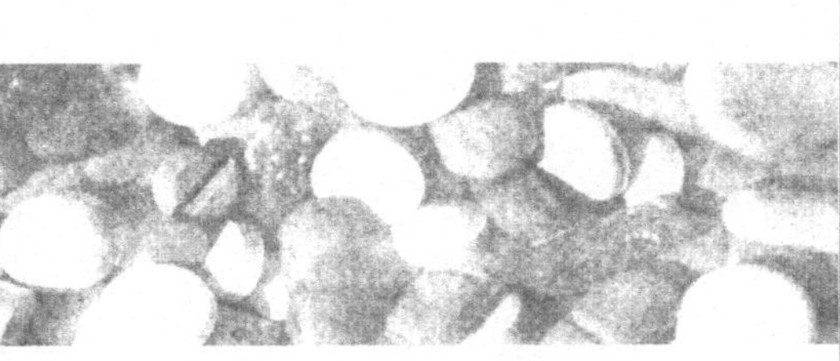

H. Göbel

Die Kopfschmerzen

**Ursachen, Mechanismen, Diagnostik
und Therapie in der Praxis**

1997. XXXI, 901 S. 388 zum Teil farbigen
Abb., 61 in Farbe, 21 Tab. Geb.
DM 149,-; öS 1088,-; sFr 136,-
ISBN 3-540-61160-6

Vollständig und praxisgerecht
informiert Sie das Nachschlage-
werk über Ursachen, Diagnostik
und Therapie aller bekannten
Kopfschmerzerkrankungen.
Als **praktische Hilfsmittel** stehen
Ihnen Fragebögen, Checklisten
und Kopfschmerzkalender nach
der neuen internationalen
Klassifikation zur Verfügung.

H. Göbel

Kopfschmerzen und Migräne

Leiden, die man nicht hinnehmen muß

2., aktual. u. erg. Aufl. 1998. XXIV,
444 S. 102 Abb., 3 in Farbe. Brosch.
DM 38,-; öS 278,-; sFr 35,-
ISBN 3-540-64610-8

Mit neuen Kapiteln über Migräne
und Kopfschmerzen bei Kindern,
über den Clusterkopfschmerz und
über neue Medikamente bietet das
Buch wieder aktuelle Informationen
für die Betroffenen. Checklisten,
Fragebogen und ein Kopfschmerzkalender dienen der Dokumentation der eigenen Kopfschmerzen, um
die Auslöser erkennen und vermeiden zu können.

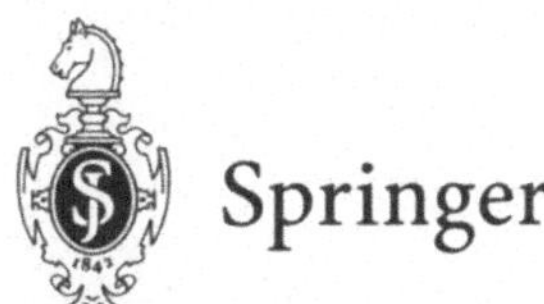